Lymph Yoga

体の不調が消える!

1日10分の

# リンパヨガ

ヨガスタジオ「リムヨガ」代表

Lisa



青春出版社

# はじめに

女性は年齢を重ねるにしたがって、からだも見た目も、若々しく美しい人と、どことなく衰えが目立ちはじめる人の差が、少しずつ広がりはじめます。

その大きな理由のひとつが、「リンパ」の滞りです。

私たちは、からだじゅうに張り巡らされたリンパ管の中を流れているリンパ液の働きによって、体内でできた老廃物を体外に排出し、健康で美しいからだを保っています。ところが、年齢とともに、ストレスや運動不足が重なると、リンパの流れが滞り、細胞の働きは落ちて、肌や内臓など、からだじゅうに悪影響が出てしまうのです。

私がリンパの流れを促す「リンパヨガ」をおすすめする理由は、ここにあります。

実はリンパは、私たちがからだを動かすことで起きる筋肉の収縮と弛緩《しかん》によって流れています。ヨガを習慣的に行っていれば、筋力と柔軟性がアップし、自然とリンパの流れも良くなって、からだも見た目も、若々しく保つことができるのです。

本書では、肩こりや便秘、足のむくみなど、リンパの滞りによって起きがちな不調に注目し、その解消につながるリンパヨガを、気軽に取り組める1日10分のプログラムで紹介しています。からだを大きく上部・中部・下部の3つに分け、それぞれの部位のリンパが重点的に流れやすくなる内容になっています。症状に応じて、やりやすいプログラムからはじめてみてください。

私は、東京で「リムヨガ」というヨガスタジオを主宰していて、リンパの流れを促進するポーズを意識的に取り入れたレッスンをよく行っています。

生徒さんにはヨガ初心者の方も多いのですが、実際にレッスンを続けるうちに、「むくみや冷え性が改善されました」「肌の調子が良くなってきました」といった、喜びの声をたくさんいただいてきました。

体調や肌の調子が良くなれば、表情が明るくなり、自然と笑顔がこぼれます。

笑顔の人は、必ず若々しく、美しく見えますし、本人もまわりの人も、幸せな気持ちになれるものです。ぜひあなたもリンパヨガで笑顔になって、健康的で美しい、幸せな毎日を手に入れてください。

Lymph Yoga

体の不調が消える！　1日10分のリンパヨガ

program

# リンパヨガで、からだも見た目も若返る！

Lymph Yoga

# 1日10分！あなたのためのリンパヨガ

# リンパが整うマッサージと呼吸法

## リンパヨガの前に

◎食後でなければ、いつ行ってもかまいません。

◎靴下は履かずに裸足になり、からだをしめつけない動きやすい服装で行いましょう。

◎ヨガマットがあれば滑らずできるのでベストですが、じゅうたんなどの上でも問題ありません。また、「立った姿勢で」のプログラムは、フローリングでも安全に行えます。

◎体調の悪いとき、ケガをしているとき、生理中は控えてください。

Lymph Yoga

# リンパヨガで、
# からだも見た目も
# 若返る！

リンパって何でしょう？　血液成分の一種だとか、血管の中を流れているものだとか、いろいろと誤解されていることも多いようです。リンパは、私たちのからだと見た目を若々しく保つために、とても重要な働きをしています。まずは、リンパがどこにあって、体内でどのような働きをしているのか、確認しておきましょう。リンパの流れる仕組みと働きを知ると、筋肉と関節を動かすリンパヨガがなぜリンパの流れを促進するのか、よくわかります。

# リンパってなに？　どこにあるの？

「リンパ」は、みなさんよく耳にする言葉だと思います。でも、それがどういうもので、どんな役割を果たしているかは、意外と知られていないようです。

リンパとは、リンパ液、リンパ管、リンパ節の総称です。

リンパ液は、リンパ管の中を流れている透明〜淡い黄色の液体で、血液とは別物です。主に、全身の老廃物を体外に排出する機能を果たしています。

そのリンパ液が流れている管がリンパ管です。全身に網の目のように張り巡らされていて、指先や足先など末端にあるのが、毛細リンパ管という非常に細い管です。それがからだの中心に向かっていくうちに合流を重ね、集合リンパ管→主幹リンパ管→リンパ本管と、どんどん太くなっていきます。

そして、リンパ管のところどころにある中継地点がリンパ節で、主に、リンパ液をろ過する役割を果たしています。リンパ節はからだじゅうにたくさん分布していて、首やわき、お腹、そけい部など、特に集中的に集まっているところがいくつかあります。

リンパには、皮膚の表面近くの浅い部分に流れているもの、体内の奥深くに流れているものがあります。浅いリンパは、肌をさするなど、表面からの刺激でも流すことができますが、深いリンパはからだをしっかり動かしてインナーマッスルから刺激を加えないと、なかなか流れません。

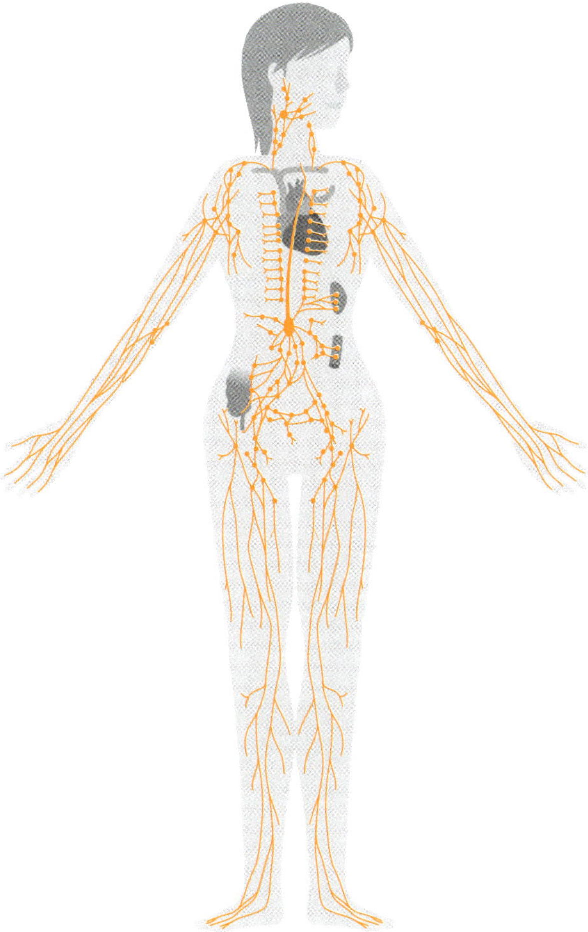

## 老廃物の排出、免疫力を高めるリンパの働き

リンパの主な役割は、デトックスと免疫力のアップです。

私たちは、生きていくために、食事や空気などを体内に取り入れています。その際にからだに不要なものも、どうしても入ってしまいます。そんな不要物と体内でできてしまった老廃物を、私たちは常に体外に排出していく必要があります。そうしたデトックスにおいて、大きな役割を果たしているのが、リンパです。

不要物は最初、血液の中を酸素や栄養素と一緒に流れていますが、やがて血管の外へと染み出していきます。それがリンパ管に吸収され、リンパ液の中に取り込まれ、からだの中心部に向かって流れていくのです。不要物は最終的に鎖骨のあたりで静脈にもどり、腎臓を経て、尿として体外へ排出されます。

リンパの流れが良好で、体内に不要物がたまっていなければ、私たちのからだに備わっている免疫力が自然と上がり、私たちは若々しく、健康にからだを保つことができるのです。

体調が悪いと、よく、「〇〇を食べなさい」「〇〇というサプリ・薬を飲みなさい」という話になりがちです。もちろん、それらが必要な場合もありますが、ヨガの基本となる東洋医学の考え方は、むしろ逆です。からだの不調は、体内に悪いものがたまっていることが原因で起きているケースが多いため、それらを体外へ出すことによって、体調がもどると考えられています。

つまり、リンパの流れを良くし、デトックスすることによって、不調が取り除かれ、結果的に自己免疫力や内臓の働きも上がってくる、というわけです。

私自身、ここ数年、薬はほとんど飲んでいません。もともと冷え性で、生理痛などもかなりひどかったのですが、食生活や睡眠に気を配り、ヨガでからだを動かすようになってから、ずいぶん良くなりました。

リンパヨガを行うと、リンパはもちろん血流の流れも良くなります。デトックスだけでなく、結果的に各組織の働きが良くなるため、からだはもともとその人のベストな状態に近づいていきます。いらないものがそぎ落とされ、必要なものだけが残っていくイメージです。その結果、やせる人もいれば、必要に応じて脂肪や筋肉がつく人もいるのです。

# リンパ節は、健康なからだを守る「ろ過装置」

リンパの中で特に重要な役割を果たしているリンパ節は、わきやひじ、ひざ、そけい部などの関節、鎖骨周辺、お腹、腰まわりなどに多く分布していて、体内に約800個あります。リンパ節はいわばからだの浄化装置のようなもので、流れてきたリンパ液をろ過し、本当に不要なものと、からだにもどせるものを分ける働きをしています。体内にもどせる成分はリンパ管から染み出し、再び血管に吸収され血液内に合流します。不要なものはそのままリンパ管を流れ、何度もリンパ節でろ過されていくのです。リンパ液は、最後には鎖骨下静脈から血液の中に入り、心臓から腎臓へ送られます。そして、不要な老廃物は、最終的に尿として体外に排出されます。

リンパ節のもうひとつの重要な働きが、免疫機能です。リンパ節に常駐しているリンパ球は白血球の仲間で、体内に侵入してきた細菌やウイルスをやっつけています。風邪をひくと、耳の下が腫れて痛いのは、その部分のリンパ節が病原体と戦い、それ以上体内に広がらないようにがんばってくれている証拠なのです。

## 何もしなければ、リンパは流れない！

リンパ液と血液の大きな違いのひとつが、その流れ方です。

血液は、主に心臓というポンプ作用の力によって、体内を循環していますが、リンパには心臓にあたるポンプは存在していません。主にリンパは、からだを動かすことで起きる、筋肉の収縮と弛緩の力で流れているのです。

その流れは非常にゆっくりで、末端から中心に向けての一方通行です。からだの外からのマッサージなどによっても流れますが、普段の生活では、自分の筋肉を動かして内側からしっかりアプローチしないと、なかなか流れません。ですから、たとえば一日中座ったままの人は、リンパの流れが悪くなりがちです。

運動不足の人が、むくみ、肩こり、腰痛などの不調が多かったり、風邪をひきやすくなるのは、リンパの流れが悪く、老廃物が体内にたまってさまざまな不調を引き起こすからといえるでしょう。反対に、普段からからだを動かしている人は、リンパの流れも良く、老廃物が体内にたまりにくいため、免疫力も高くなります。

# リンパが滞ると、何が起きるのか

リンパが滞り、体内に老廃物がたまっていくと、それによって、からだの各組織が本来の力を発揮できなくなり、さまざまな不調を引き起こします。

その代表が、肌荒れです。大人になって顔にニキビなどの吹き出物が現れるのは、「悪いものがたまっているよ」というからだからのサイン。老廃物の影響で肌組織の機能が落ちれば、かさつきやべたつき、シミやシワなども起きやすくなります。

リンパが滞ると、むくみもよく起きます。むくみは、体内の水分の流れが悪くなり、余分な水分がからだの末端などにたまってしまうことで起きます。特に足のむくみは、座りっぱなしの人、立ちっぱなしの人などに起こりがちです。

女性に多い冷えも、リンパの流れと深い関係にあります。動かないことで血流やリンパの流れが悪くなって体内に老廃物や余分な水分がたまると、冷えが起きやすくなります。そもそも運動不足で筋肉を使っていないと、エネルギーが発生せず、からだは温かくなりません。また、ストレスで筋肉が凝り固まっていると、リンパの流れが悪くなり、やはり冷えにつながります。

便秘の原因も、リンパの滞りからきていることが少なくありません。体内にたまった老廃物が腸に悪影響を及ぼし、便秘になってしまうのです。特に女性は、お腹まわりの筋肉が弱く、あまり動かされていないため、その周辺のリンパの流れが悪くなりがちです。ヨガでお腹まわりをねじるポーズなどを行っていると、腹筋が刺激されて、それによってリンパが流れはじめ、便秘が改善されることが多いようです。

肩こり、腰痛、ひざ痛なども、リンパが滞ることで老廃物がたまり、痛みの原因になっていることがあります。同じようなことは、体内のどこでも起こり得ます。

また、リンパが滞れば、結果的に免疫機能も落ちるため、風邪などの病気にかかりやすくなりますし、病気やケガの治りも悪くなってしまうでしょう。

がんなども長年のリンパの滞りが原因のひとつになっていることがあります。私たちの体内で日常的にがん細胞が発生しているにもかかわらずがんにならないで済んでいるのは、ナチュラルキラー細胞やT細胞といった免疫細胞が、がん細胞を、日々、退治してくれているからです。老廃物の影響で免疫細胞のパワーが落ちると、がん細胞を退治しきれなくなって、私たちはがんになりやすくなってしまうのです。

# 滞りがちなリンパを、加齢が追い打ち！

日常的にからだを動かしていないと、すぐに滞りがちなリンパですが、これに追い打ちをかけるのが、加齢です。

年齢を重ねると、何もしなければどうしてもからだの各組織の機能は落ちはじめ、老廃物が体内にたまりやすくなります。さらに、一般的に、どうしても動きが少なくなってくるため、筋肉が減り、代謝も下がり、リンパが滞りやすくなってしまうのです。

若い頃と比べてストレスも増えがちですし、特に30代、40代の働く女性などは、仕事や育児、介護、家事などに追われて、疲れがたまっていることが少なくありません。

でも、諦めないでください！　実際には、40代、50代になっても、すごく輝いていて、毎日を楽しく過ごしている人はたくさんいます。そういう方はやはり、日々適度な運動を心がけ、理想的な体力と新陳代謝を保っているのです。

# リンパヨガなら、内側からリンパにアプローチできる

リンパの流れを促進させるために、マッサージに通っている人もいるでしょう。リンパは基本的に、筋肉を動かしたときの収縮と弛緩によって流れていますが、ときに人の力を借りてマッサージで気持ち良くリンパを流してもらうのも、悪いことではありません。特に、からだの浅い部分を流れているリンパは、皮膚の表面から軽くマッサージするだけで、流れが促進されます。しかし、そればかりに頼っていると、自分のからだにもともと備わっている治癒力や調整力がどんどん下がってしまう可能性があります。また、マッサージでは凝り固まった筋肉をほぐすことはできても、深い部分のリンパを流すのは難しいですし、筋力をつけることもできません。

その点、リンパヨガなら、自分の筋肉を動かすことで筋力もつきますし、からだの内側からしっかりリンパにアプローチできます。

ヨガは、自分の力で自分のからだを調整する、自己整体です。ヨガというと、からだが柔らかくなるイメージが強いようですが、柔軟性も筋力も両方大事だというのが、

ヨガの基本の考え方です。続けていると、柔軟性だけでなく筋力もついてきます。

たとえば、からだがもともと柔らかい女性などは、さまざまなヨガポーズが割と簡単にできてしまいます。しかし、そういう人はあまり筋肉を使わずに、関節の柔軟性だけでポーズをとりがちなため、筋力がつくのに時間がかかります。実はこういう女性に、冷えや生理不順など、さまざまな体調不良を抱えている方が多いのです。

あるいは、男性でからだじゅうに筋肉をつけているけれど、からだがとても硬い人がいますが、こういう方も、いまひとつ健康状態が優れない人が多い印象があります。

健やかな日々を送るためには、柔軟性と筋力のバランスが非常に重要なのです。

からだの不調に悩んでいる方は、まずはリンパヨガを1日10分でよいので、しばらく続けてみることをおすすめします。焦らず続けていれば、やがて結果は後からついてくるはずです。結果を実感できれば、やる気も出てくるでしょう。

無理なく続けるためにも、リンパヨガは、あくまで自分が心地よい範囲でやることが、何より大切です。人それぞれ柔軟性、体力、運動能力などが違いますし、日によって体調も異なるので、その日の自分に一番合った、呼吸ができるくらいの気持ち良い動きを心がけてみてください。その感覚がつかめてくると、徐々に筋力がつき、内側からリンパの流れが改善されて、心もからだも、軽く、明るくなってくるはずです。

# リンパ機能が整うと、からだも見た目も若返る！

本書で紹介しているリンパヨガは、どのプログラムにもリンパの流れを良くする働きがあるので、基本的に、全身に効果があります。リンパ管は全身につながっているので、当然といえば当然の結果です。

リンパヨガを1日10分、毎日続けていれば、リンパの流れやリンパ節の働きが良くなり、体内にたまっていた悪いものや老廃物が体外に排出され、免疫力が上がっていきます。

同時に、柔軟性と筋力がつき、リンパの滞りが原因で引き起こされていた肩こり、腰痛、ひざ痛、関節痛、目の疲れなどの不調が改善されます。

特定の関節に原因不明の痛みを感じていた方の中には、周辺の血流や気の流れなどが良くなることで、長年の痛みが軽減して、驚く方も出てくるでしょう。

また、リンパの流れが改善されると、体内のバランスが整い、内臓の働きも良くなるので、食べる量と新陳代謝が適正化され、結果的にお腹まわりや太ももなどから、余分な脂肪が落ちていきます。

そして、徐々に筋肉がついてきて、筋力不足からきていたたるみや、運動不足によるむくみは改善され、ひきしまった美しいからだに近づいていくはずです。

さらに、リンパヨガはからだの内側から自己調整力を上げていくので、便秘、生理痛、ＰＭＳをはじめ、倦怠感といった、体内からくる不調の改善にも効果が期待できます。

特に女性にとってうれしいのは、リンパヨガによる美肌効果でしょう。

リンパと血流が整い、新陳代謝が良くなり老廃物がどんどん排出されることで、肌の状態が明るく若々しく変化していくのです。

全身の筋肉を使い、笑顔を心がけることで、結果的に顔のたるみもひきしまり、シワの軽減にもつながり、小顔効果も期待できます。

Lymph Yoga

# 1日 10 分!
# あなたのための
# リンパヨガ

肩こり、目の疲れ、顔のたるみ、腰痛、便秘、足のむくみ……。リンパの滞りからくる悩みは、人それぞれ。気になっている悩みに合わせて、【首・肩・顔まわりのリンパヨガ】【お腹・背中・腰まわりのリンパヨガ】【下半身のリンパヨガ】の中から、あなたに合ったものを選んで、さっそくやってみましょう。わずか1日10分、楽しく、気持ち良くできれば、きっと毎日続くはず！ 【全身のリンパの流れを整えるリンパヨガ】も、紹介しています。

# リンパヨガのスタートは、すべて「呼吸」からはじまる

ヨガで大切なのは、ポーズと呼吸です。どんなにきれいにポーズをとっていても、呼吸が伴っていなければ効果は半減してしまいます。

呼吸が浅くなると、呼吸をするために動く呼吸筋の動きが悪くなるため、全身のリンパの流れも悪くなります。反対に、深い呼吸をすると、心とからだがリラックスして余分な力が抜け、呼吸筋もしっかり動き出し、リンパの流れが良くなるのです。

そこで、本書のリンパヨガは、ポーズの前に、毎回必ず呼吸を入れるプログラムになっています。からだを動かしはじめると、つい呼吸を忘れがちですが、最初に意識的に呼吸をしておくことで、ポーズに入ってからも呼吸を続けられるようになります。

ヨガの基本は、鼻から吸って吐く、鼻呼吸です。口呼吸は、粘膜が乾いて風邪をひきやすくなるのでNGです。ただし、鼻呼吸が難しい人は無理せず、鼻から吸ったら、一度口からはーっと吐いてみましょう。何度か繰り返すとリラックスして呼吸がしやすくなります。最初から深い呼吸を求めすぎず、徐々に深めていくとよいでしょう。

# 効果があるのは、いくつかのポーズを流れるように行うから

本書のプログラムは、立ったり座ったりのばらつきがなく、もっとも効果的に、無駄なく、気持ち良くポーズがとりやすいように流れを考えてあるので、その流れにそって行ってみてください。

どんなヨガのポーズも、1つだけ取り出してやってみても、さほど効果は出ません。ヨガは、いくつかのポーズを流れるように行うことで、大きな効果が得られるのです。たとえば、ブリッジのポーズは、肩こりなどに効果的ですが、初心者の方がいきなりやるのはなかなか難しいでしょう。でも、その前に、腕を伸ばす、肩を開く、腰を伸ばす、ももの付け根を伸ばすなど、必要な部分を少しずつ伸ばしていくポーズを段階を踏んでやっていくことで、からだの準備が整っていきます。

最初からブリッジができた人でも、こうした流れを経ることで、いきなりやるより、ずっと気持ち良く、効果的なブリッジになるはずです。最初はできなかった人でも、流れをたどるだけで、できるようになる人もいるでしょう。

# からだを3ブロックに分け、それぞれのリンパを特に意識してアプローチ

本書では、からだを〈首・肩・顔まわり〉〈お腹・背中・腰まわり〉〈下半身〉の3つのブロックに分け、それぞれの部分に特に効果的なプログラムを紹介しています。気になる症状に応じて、行ってみましょう。たとえば、「肩こり」が気になっている方は、〈首・肩・顔まわり〉のプログラムを行うことで、その部分に近いリンパが特に流れ、「肩こり」に効果が出やすくなります。

いずれも、まずはリンパ節を意識するために、それぞれもっとも重要なリンパ節に手を当てて呼吸をしてから、ポーズに入るプログラムになっています。

リンパ節の流れが悪いと、そこでリンパの流れが滞ってしまいます。交差点が詰まっていると、その先に車が流れていかないのと一緒です。ですから、交差点であるリンパ節を十分に意識して、少しでも流れやすくしてからはじめるのです。

もし気になる部分が2つあるなら、上部・中部・下部の各ブロックから1つずつプログラムを選んで、自由に組み合わせて行ってみてください。

## 全身的な症状が気になる人は、各ブロックを組み合わせて3つやってみよう

なんとなくだるい、気分がすぐれない、眠れない、疲れやすい、風邪をひきやすいなど、全身的な症状が気になる方は、３つのブロックから１つずつプログラムを選んで、組み合わせて行ってみましょう。

リンパヨガは、どれをやっても、全身のリンパにも少しずつ効果が期待できますが、３つ組み合わせることで、全身のリンパすみずみに働きかけることができ、いっそうリンパが流れやすくなります。

ただし、組み合わせる場合は、「床に座って」→「立った姿勢で」→「寝たままで」の流れで行うとスムーズです。そのほうがやりやすいですし、気持ち良く、無駄なく動けるはずです。

なお、95ページで紹介している〈全身のリンパの流れを整えるヨガ〉は、少し難易度が高くなっているので、初心者の方にはちょっと難しいかもしれません。十分動きに慣れてきてから、試してみるとよいでしょう。

## プログラムの最後には、「シャバーサナ」で心とからだをリフレッシュ

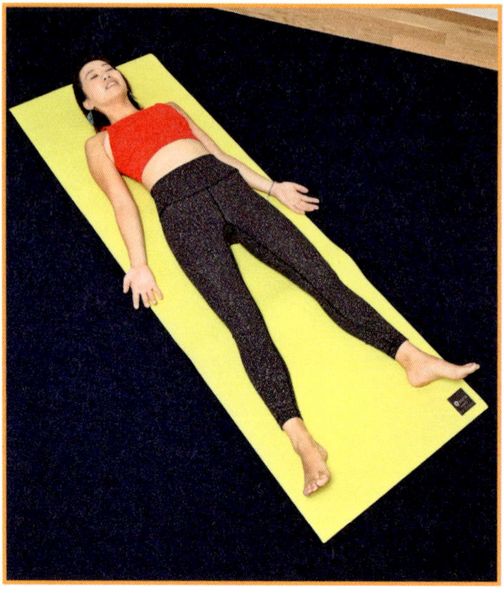

本書のプログラムは、基本的に、呼吸ではじまり、流れでポーズを行い、最後は「シャバーサナ」というお休みのポーズで終わるようになっています。

シャバーサナとは、サンスクリット語で、日本語に訳すと「屍《しかばね》のポーズ」という意味になります。文字通り、床に仰向けになり、全身の力を抜くポーズで、ヨガの中でももっとも大切なポーズといわれています。

このポーズには、人はシャバーサナによって一度心とからだをリセットし、新たな自分に生まれ変わる、という意味があります。ヨガのポーズの後にシャバーサナをすると、心とからだがリフレッシュし、新しい自分に生まれ変わる感覚になれます。

# 首・肩・顔まわりのリンパヨガ

こんな人に

肩こり、首こり、目の疲れ、小顔、美肌、たるみ、シワ、表情を明るくしたいなど。。。

主にからだの上部に気になる症状がある方におすすめのリンパヨガです。まずは、上部のリンパの大事な中継地点である、鎖骨周辺のリンパ節を十分に意識することからはじめましょう。両手で鎖骨周辺をさすりながらゆっくり呼吸を繰り返すと、そのあたりのリンパと血行が流れやすくなり、ポーズを行っているうちに、自然と顔色も明るくなります。

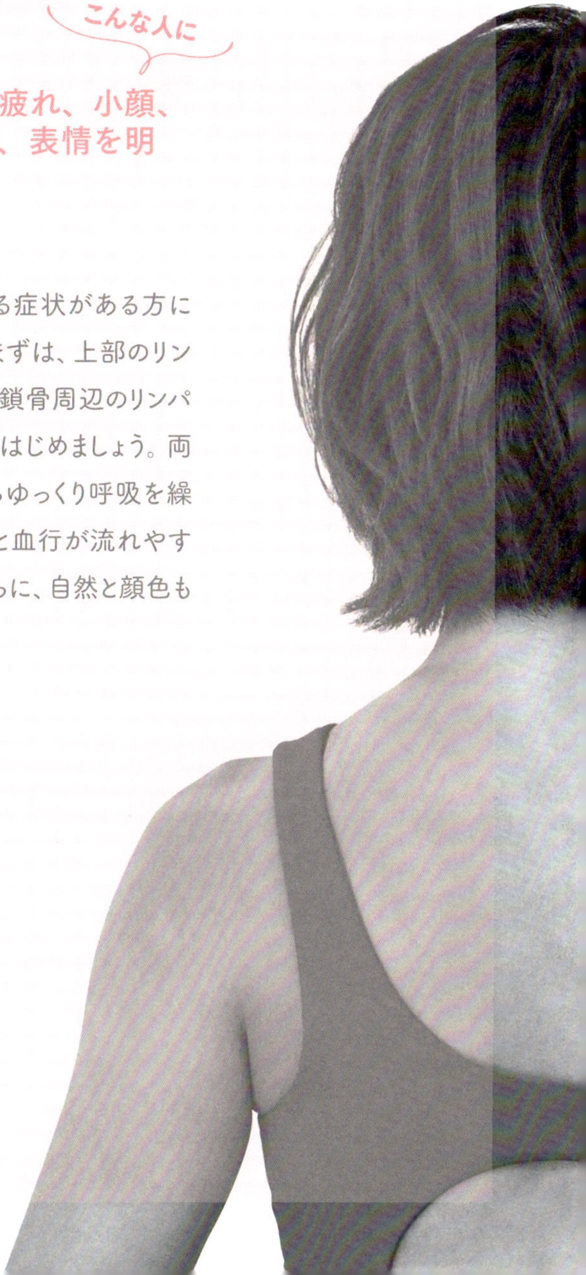

まず、ここから

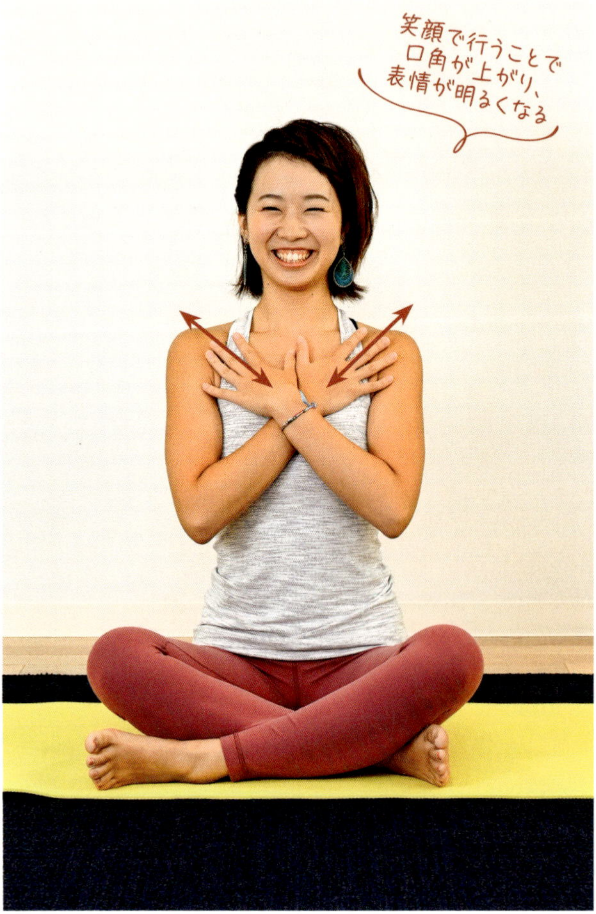
笑顔で行うことで
口角が上がり、
表情が明るくなる

◎呼吸

床にあぐらで座り、鎖骨周辺を両手でさすり、そこに意識を向けながら、ゆっくりと自然に5～10回呼吸する。

床に座って

# 01 首筋をのばすポーズ

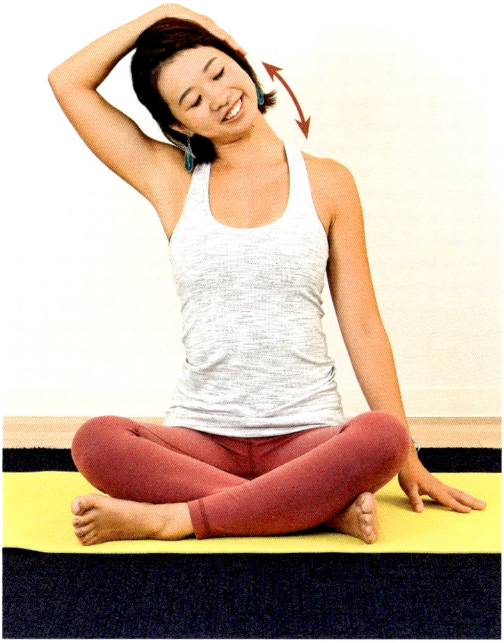

無理なくできそうなら、右手を左耳に添え、腕の重さを利用して、さらに首筋をのばす。下の腕は、力を抜いて重力に任せる。自然に呼吸しながら、この姿勢を3秒キープする。

❶

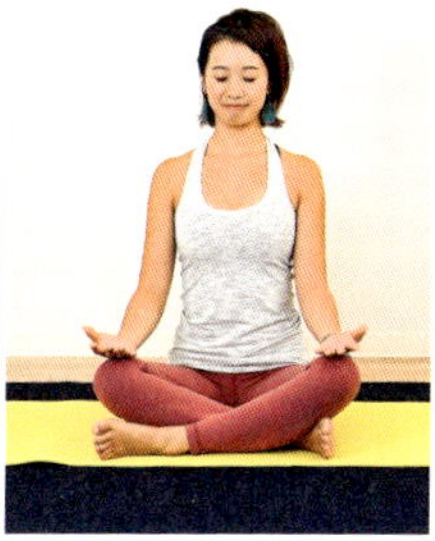

背筋をのばして、目を閉じる。

❷

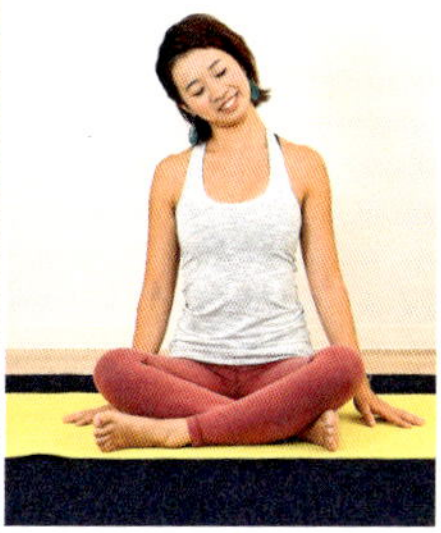

息を吐きながら頭を右に倒す。

❸

❹

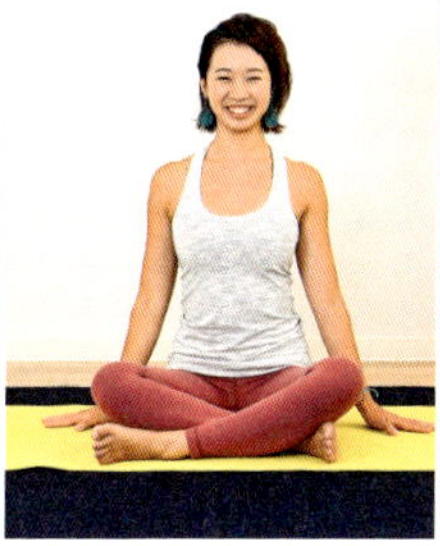

息を吸いながら、元の姿勢にもどり、息を吐く。

❺

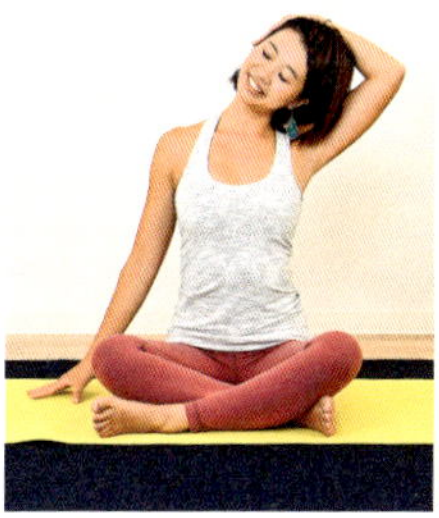

左の首筋も同様にのばす。

# 02

# 体側をのばすポーズ

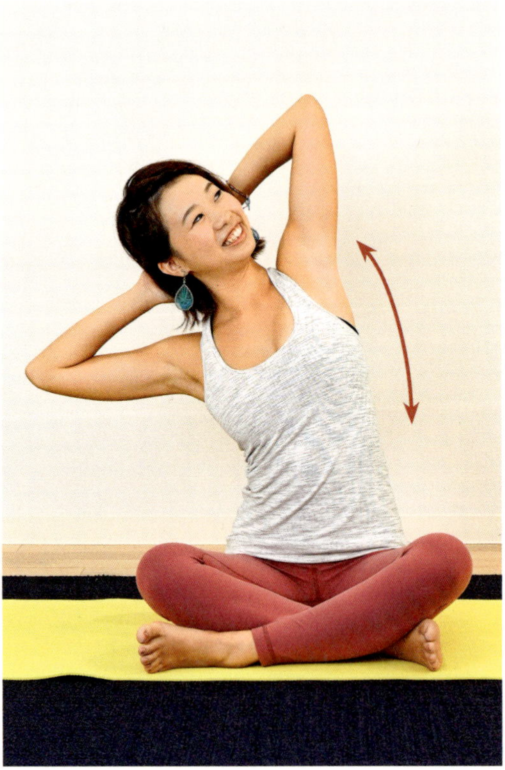

気持ち良くのびるところまで真横に倒す。視線は左ひじの先に。自然に呼吸しながら、この姿勢を3秒キープする。

❶

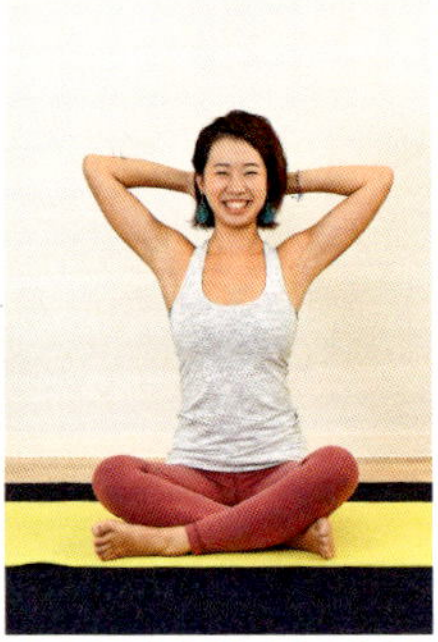

目を開けて、両手を頭の後ろで組む。

❷

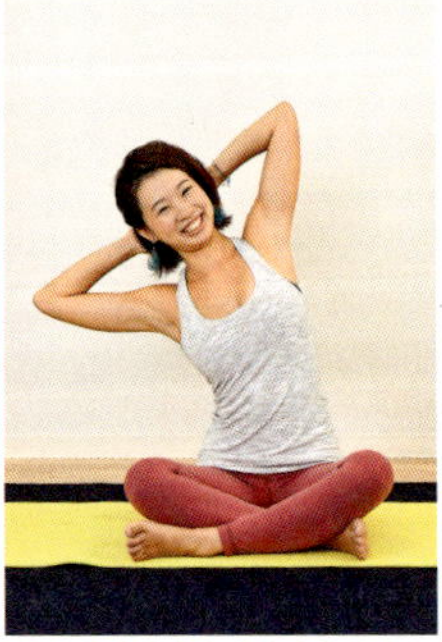

息を吐きながら、上半身を右に倒す。

❸

❹

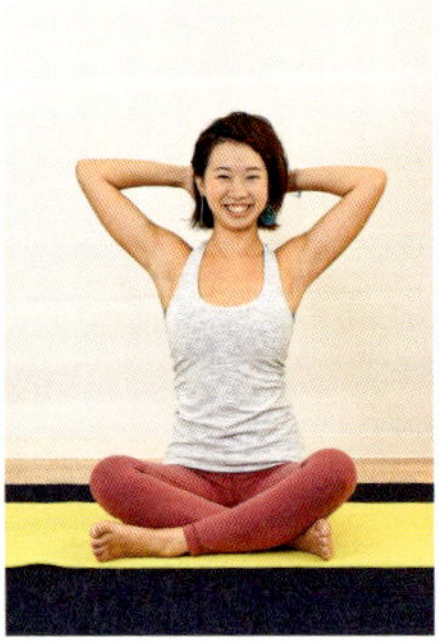

息を吸いながら元にもどる。

❺

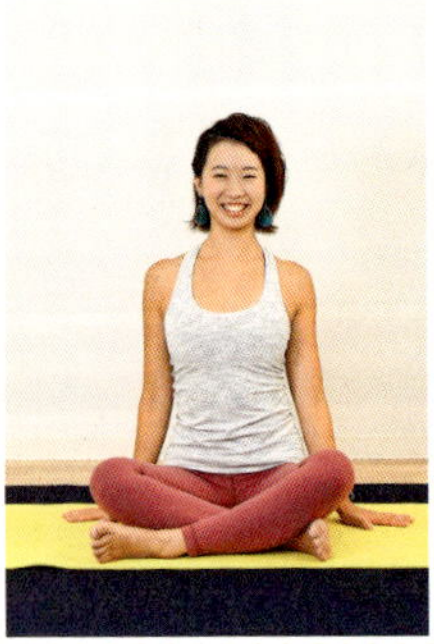

息を吐いて手を下ろす。反対の体側も同様に行う。

床に座って

03

# 肩甲骨を開くポーズ

❶

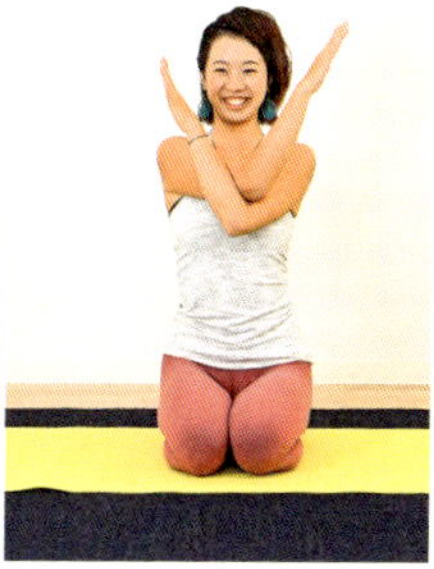

正座になり、右手を上に両腕を深くクロスして、ひじをかける。

❷

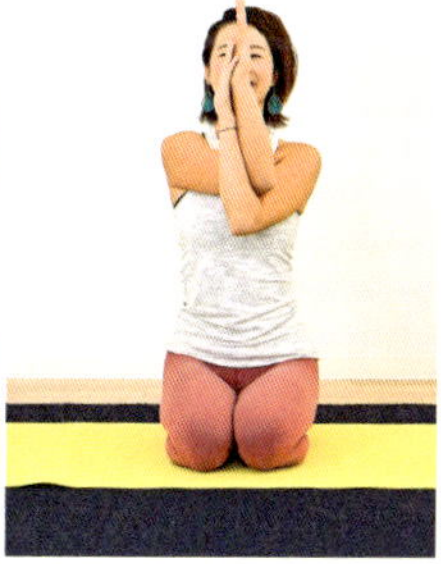

左右の手の甲を合わせる。

❸

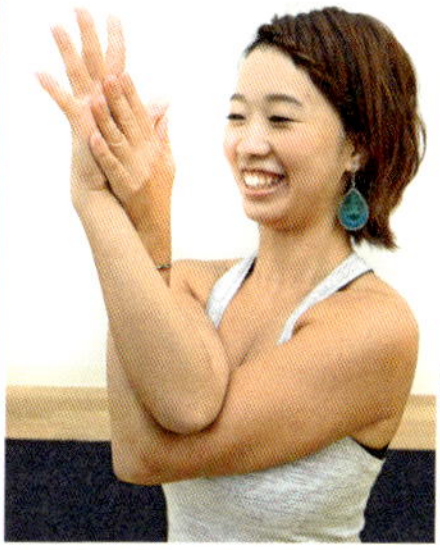

できる人は、左右の手のひらを合わせる。このとき、親指が自分に向くようにする。

❹
❺

❹

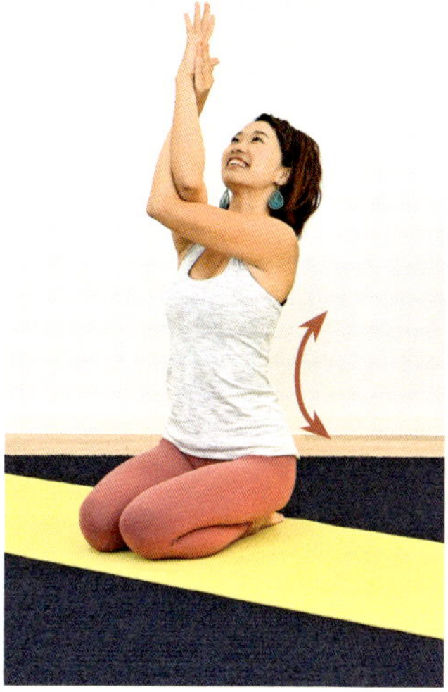

息を吸いながら、ひじを上げる。視線は親指に。

❺

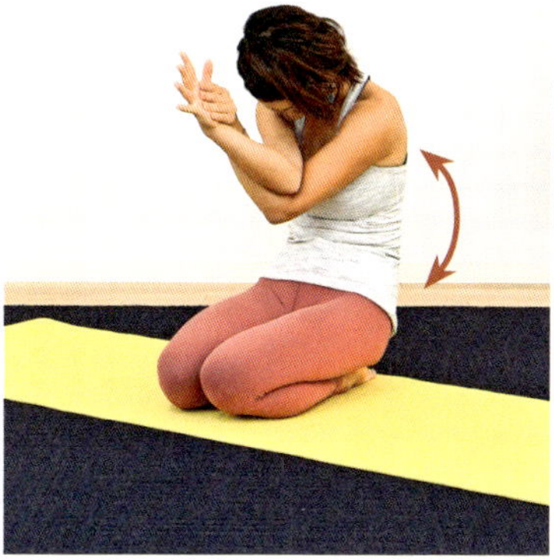

息を吐きながら背中を丸め、おへそを見る。❹と❺を3回繰り返す。

❻

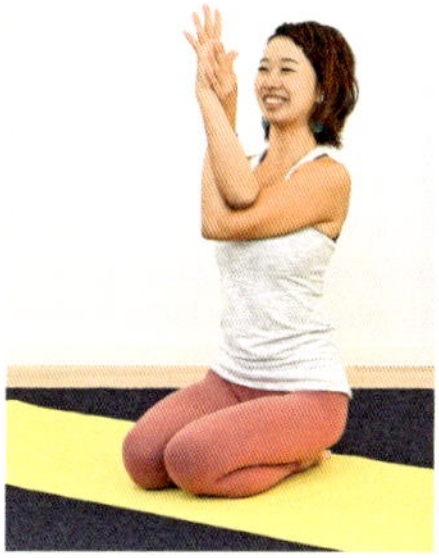

息を吸って正面にもどり、息を吐いて手をほどく。左手を上に両腕をクロスして、同様に行う。

# 04 猫ののびのポーズ

❶

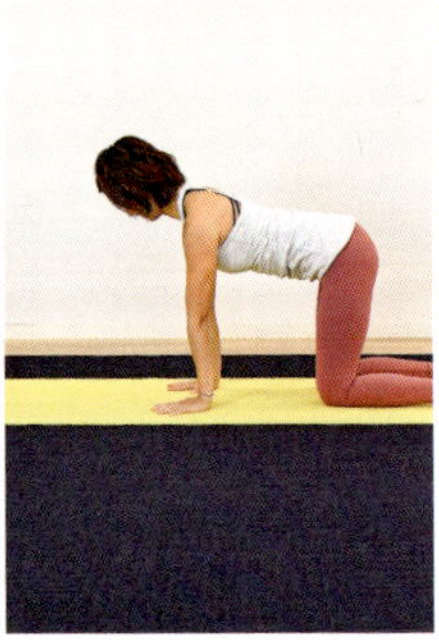

両手を前について、四つんばいになる。ひざの上にお尻がくるようにする。

❷

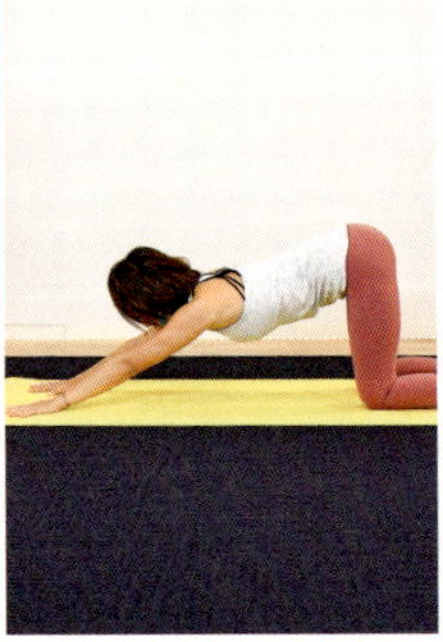

そのまま手を前に歩かせて、胸を地面に近づけていく。

❸

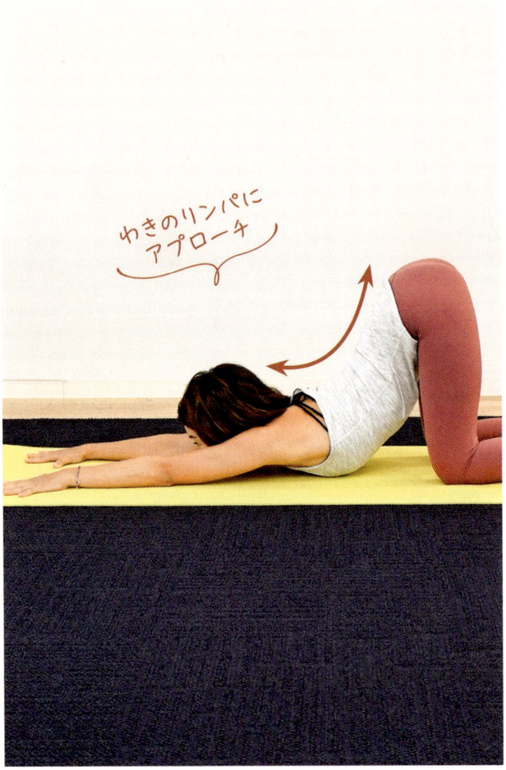


胸と体の前面が気持ち良くのびるところで手をとめて、床にあごをつくか、つらい人はおでこをつく。自然に呼吸しながら、この姿勢で3秒キープする。

❹

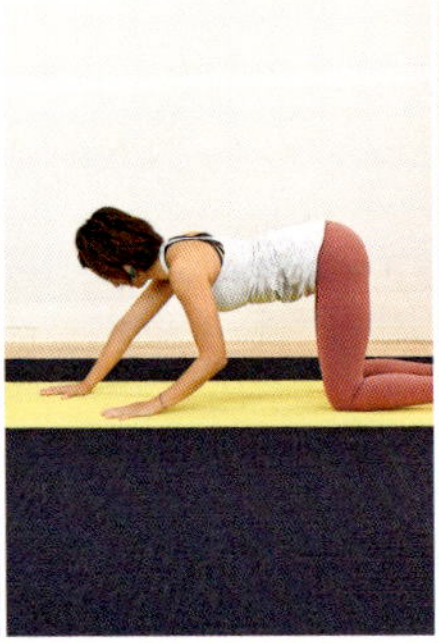

ゆっくり手を手前に歩かせてくる。

❺

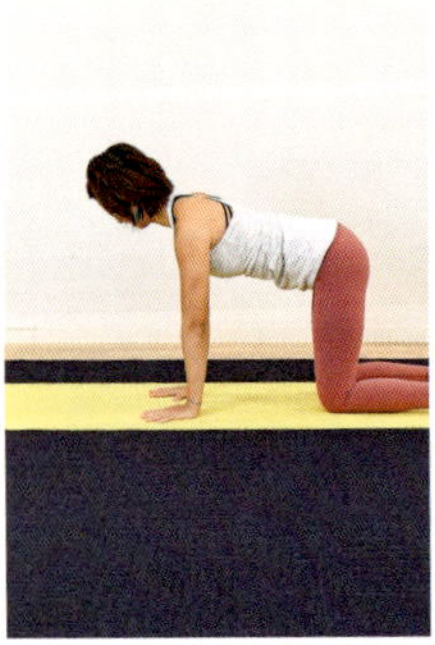

四つんばいの姿勢にもどる。

床に座って

05

# 背中をのばすポーズ

❷
ひざの上にお尻がきて、手のひらは床をしっかり押せるところにおき、背中を丸めて頭頂を床につける。自然に呼吸しながらこの姿勢を3秒キープする。

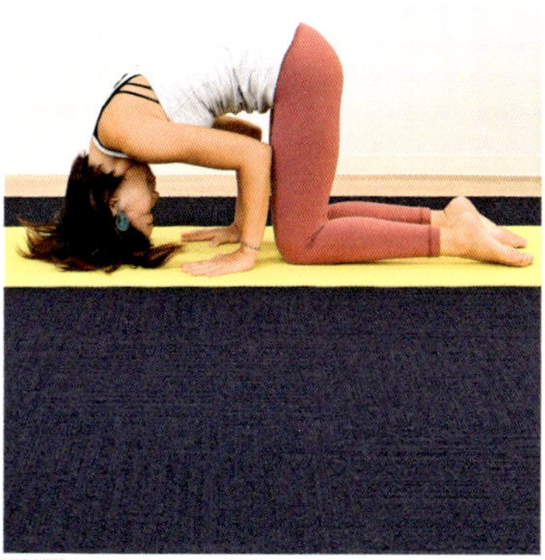

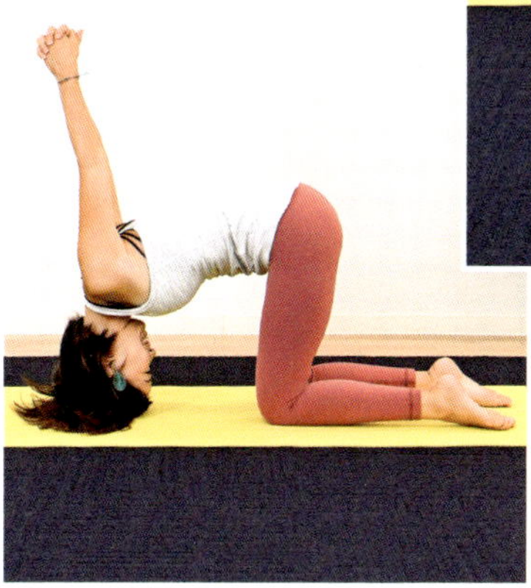

❸
首が痛くなければ、背中で両手を組み、ゆっくりとひじを伸ばしていく。

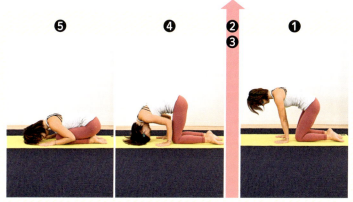

❶

四つんばいの姿勢から、手をひざの前につく。

❷❸

❹

手をほどいてひざの前につき、床を押して、ゆっくりと首を持ち上げる。

❺

お尻をひいて、おでこを床について座る。

06

# 肩甲骨をよせるポーズ

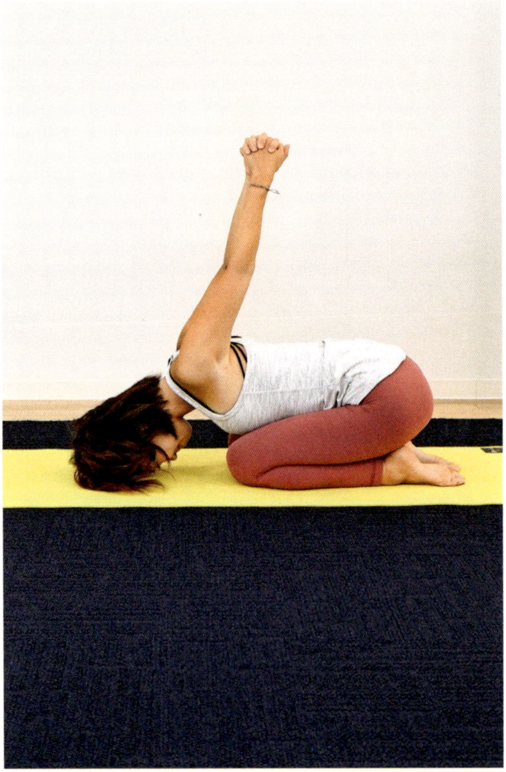

ひじをのばし、組んだ両手は天井にのばす。このとき、左右の肩甲骨を近づけようと意識する。自然に呼吸しながら、この姿勢を3秒キープ。

❶

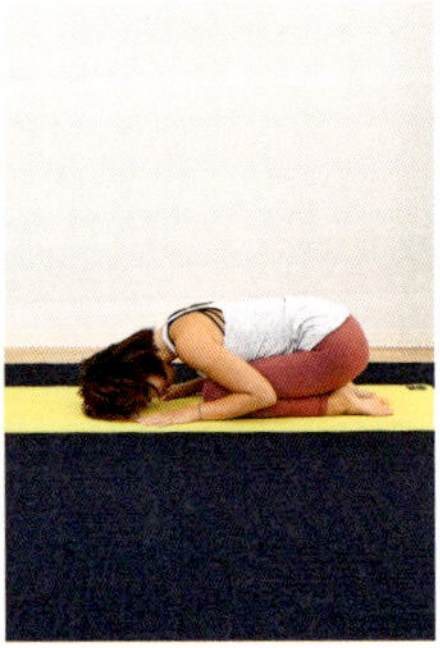

おでこを床に、お尻はかかとにのせた姿勢から。

❷

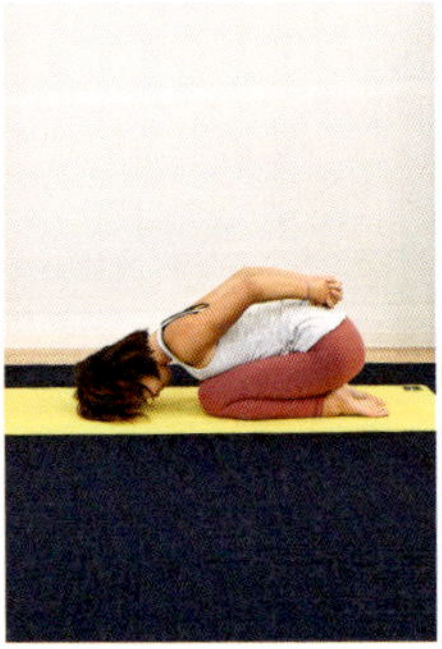

両手を背中の後ろで組む。この体制がつらい人は、おでこの下にクッションなどをおく。

❸

❹

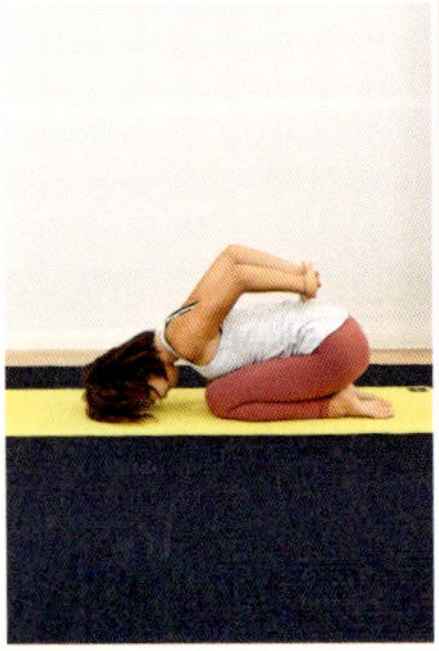

息を吐きながら、ゆっくりとひじをゆるめる。

床に座って

# 07 チャイルドポーズ

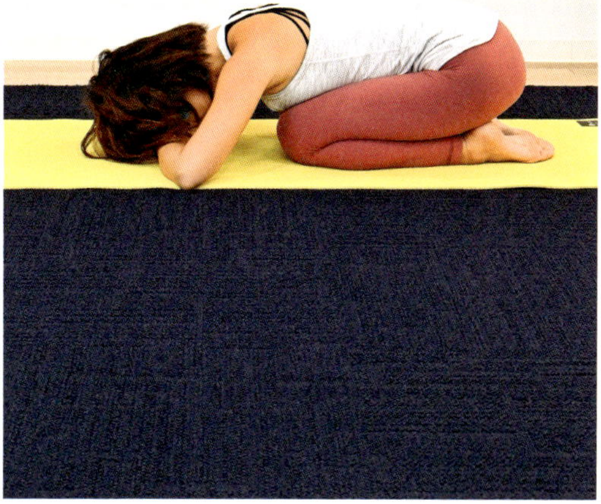

ひじを左右に広げ、重ねた両手におでこをあずける。このとき、肩と耳を離すように意識する。この姿勢でゆっくりと呼吸を繰り返す。

❶

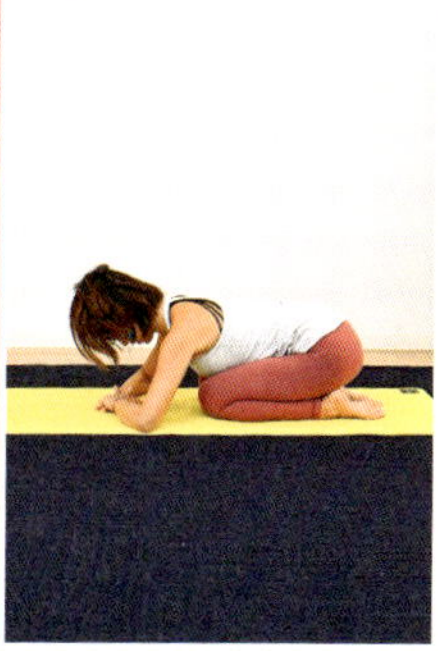

腕をほどいて、顔の下で両手を重ねる。

❷

❸

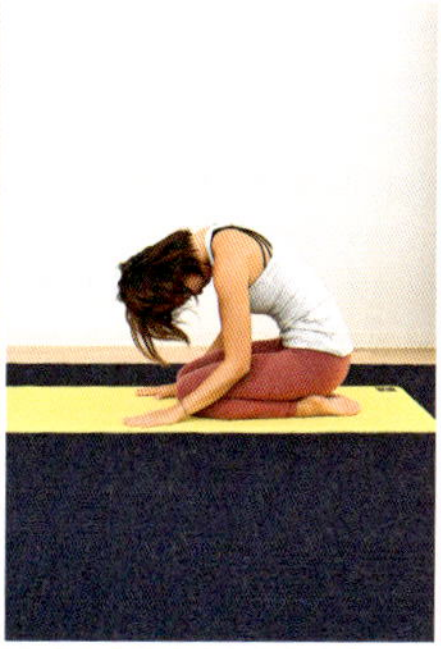

おへそをみながら、起き上がる。

❹

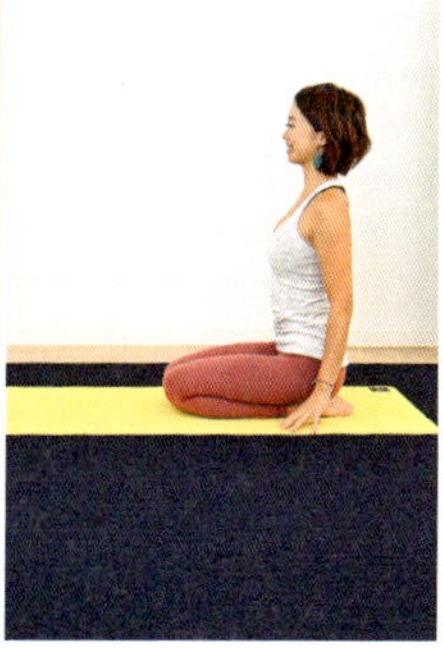

正座で座る。

《シャバーサナ》

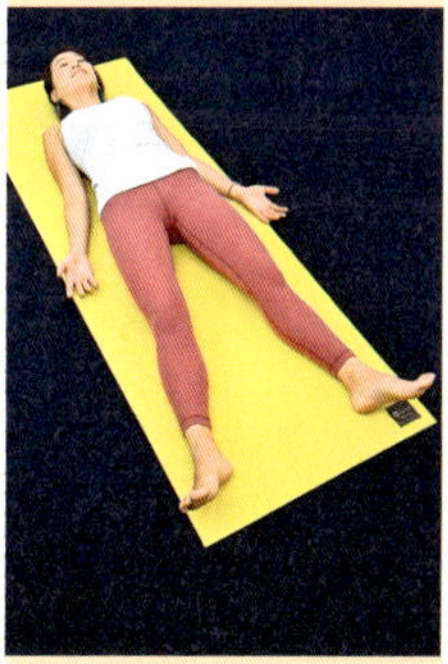

まず、ここから

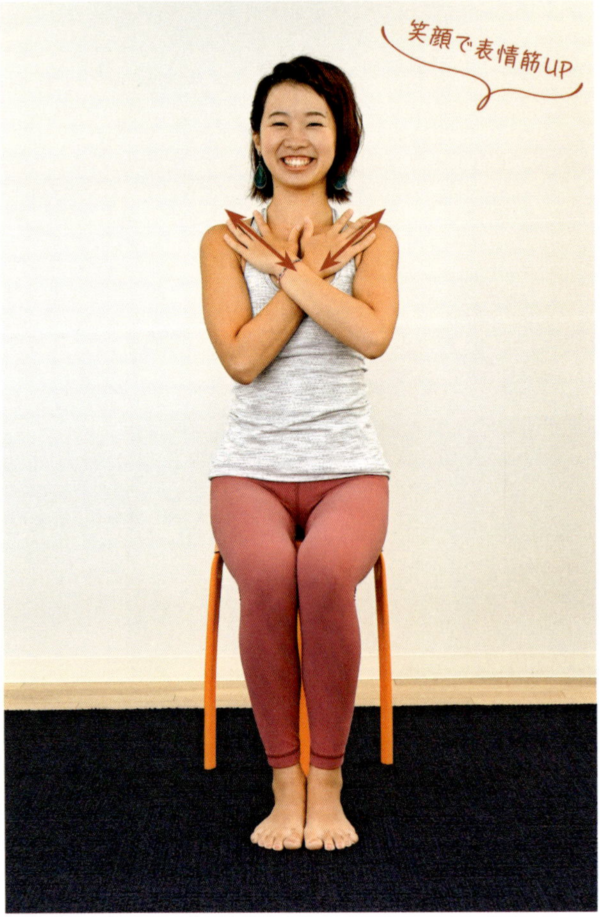


◎呼吸

イスに座り、鎖骨周辺を両手でさすり、そこに意識を向けながら、ゆっくりと自然に5〜10回呼吸する。

イスに座って

# 01

# 首筋をのばすポーズ

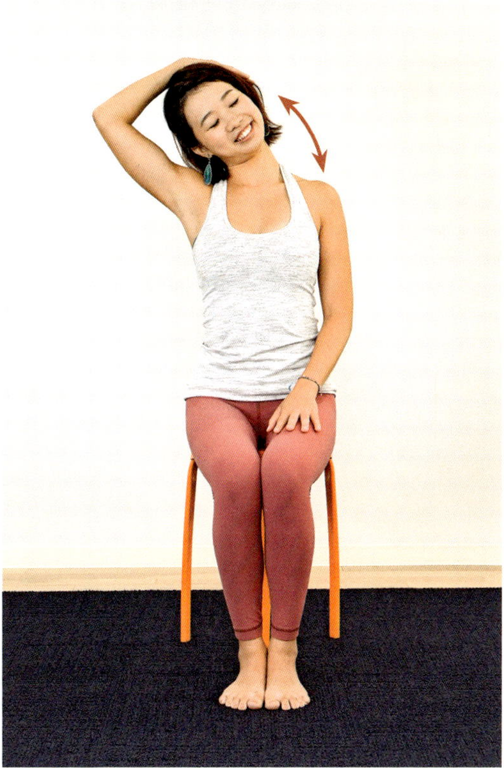

無理なくできそうなら、右手を左耳に添え、腕の重さを利用して、さらに首筋をのばす。自然に呼吸をしながら、この姿勢を3秒キープする。

❶

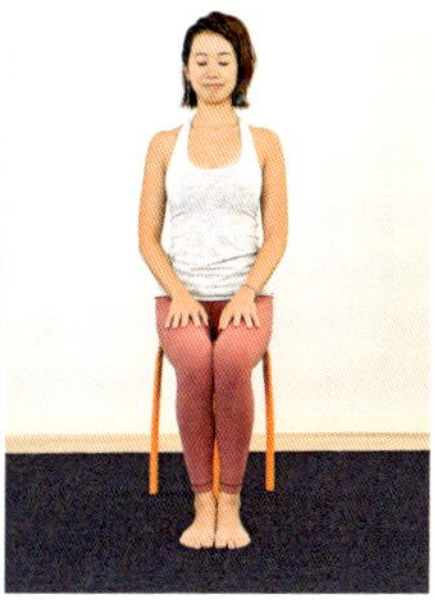

背筋をのばして座り、目を閉じる。

❷

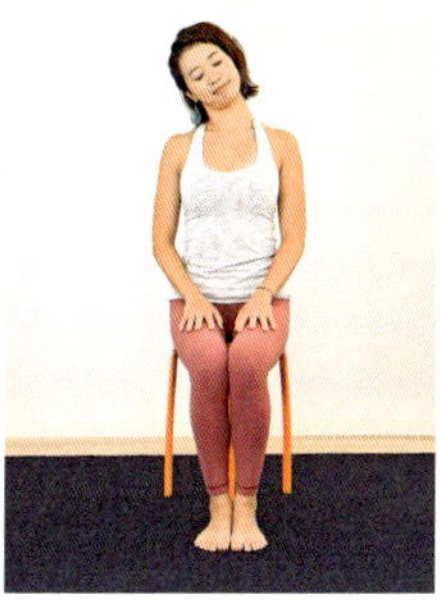

息を吐きながら頭を右に倒す。

❸

❹

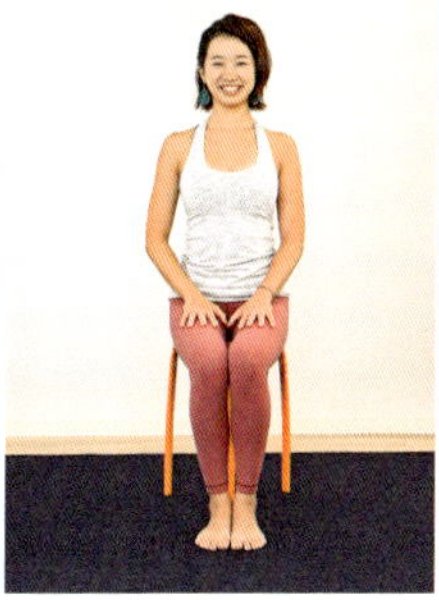

息を吸いながら、元の姿勢にもどる。

❺

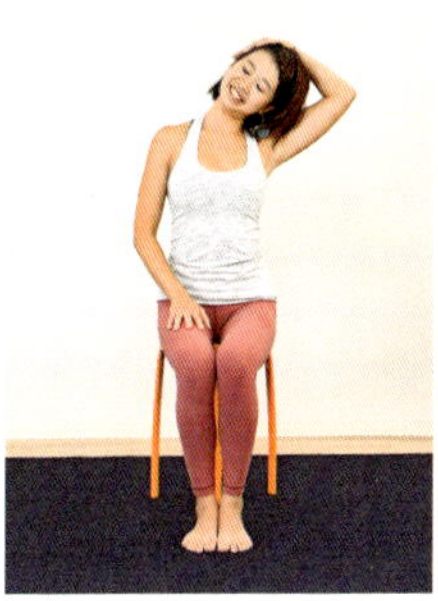

左の首筋も同様にのばす。

# 02 上にのびるポーズ

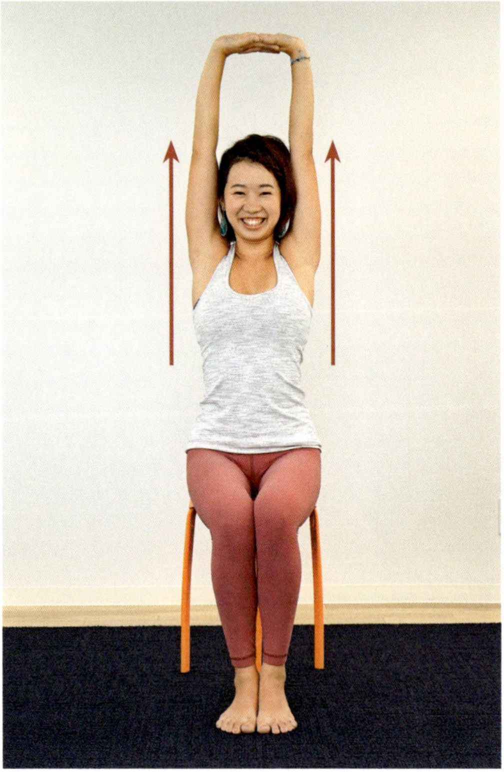

息を吸いながら両手を上げ、気持ち良く上にのびる。このとき、肩が上がらないように、肩から耳を離すように意識する。自然に呼吸しながら、この姿勢を3秒キープする。

❸

❷

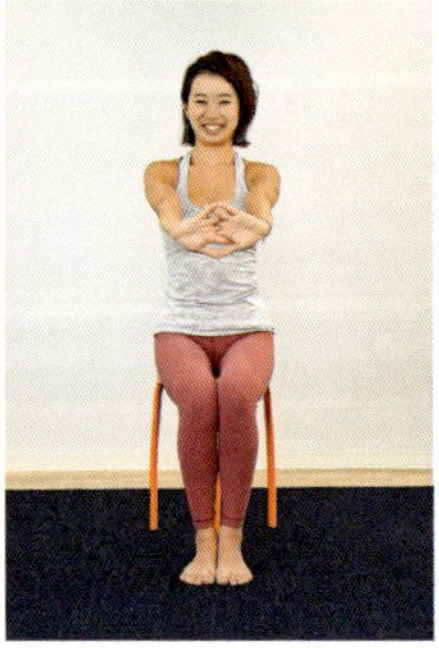

息を吐いて手を前にのばしながら、手のひらを返す。

❶

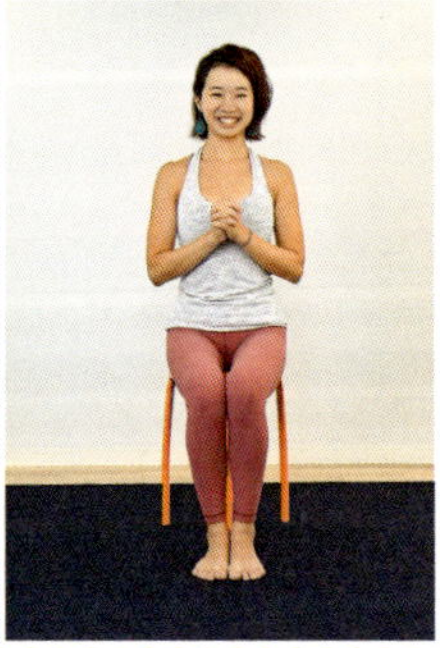

胸の前で両手を組み、息を吸う。

イスに座って

03

# のびながら体側をのばすポーズ

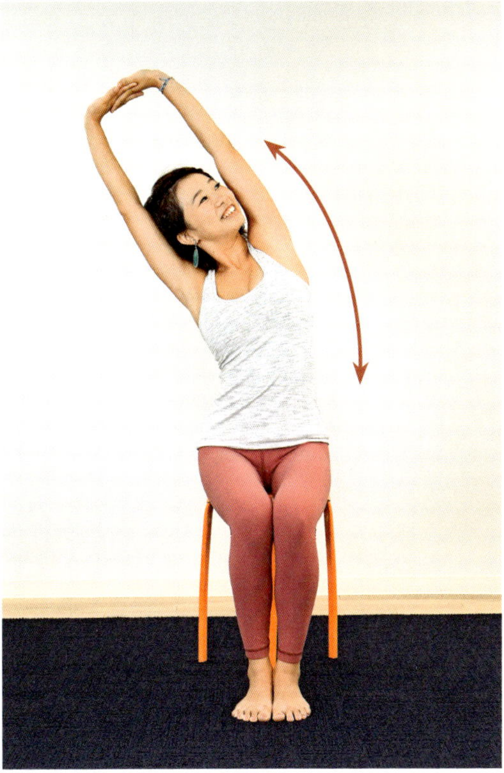

気持ち良くのびるところまで、真横に倒す。視線は斜め上。上半身が後ろや前に傾かないように注意する。自然に呼吸しながら、この姿勢を３秒キープする。

❶

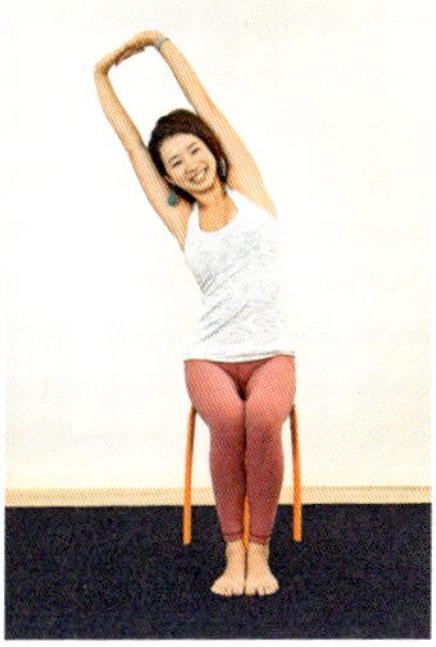

息を吐きながら、上半身を右に倒す。

❷

❸

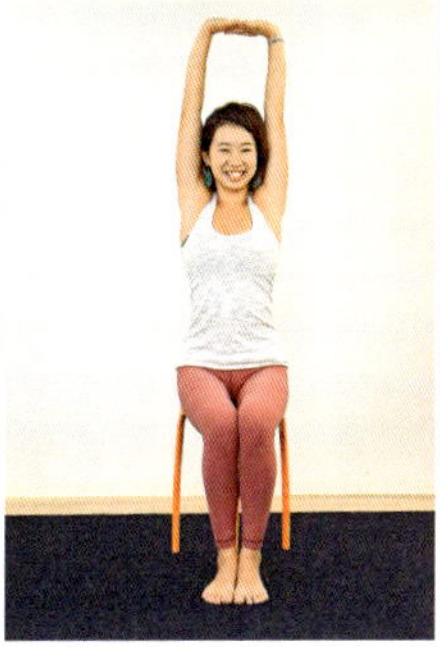

息を吸いながら元にもどる。

❹

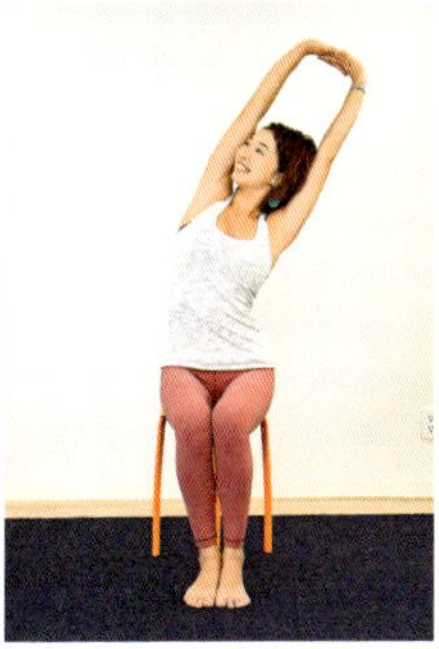

息を吐きながら、反対の体側も同様に行う。

❺

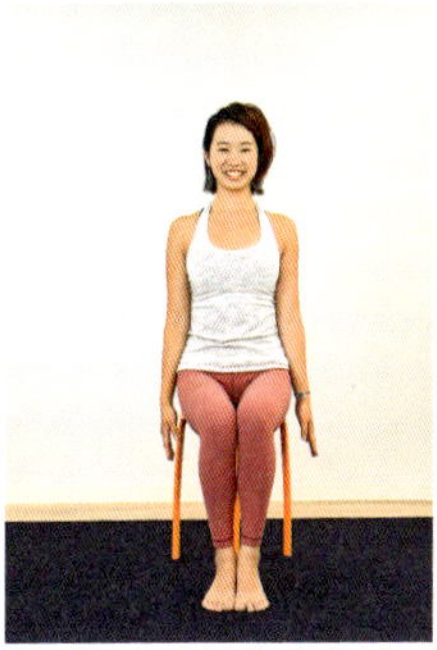

息を吸いながら元にもどり、息を吐いて腕をおろす。

イスに座って

# 04 胸をはるポーズ

❶

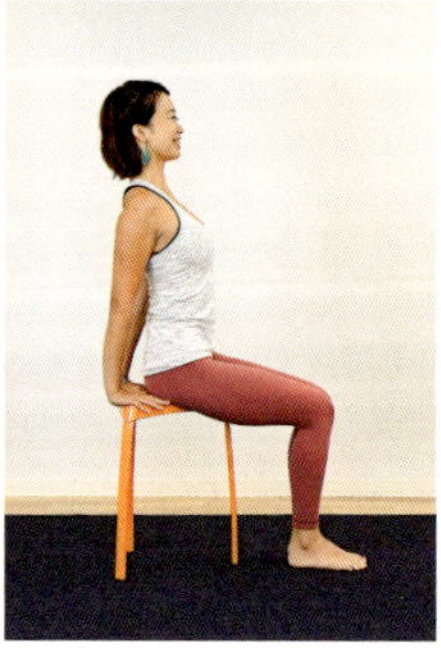

イスに浅く座り、指をお尻にむけて手を後ろにつく。

❷

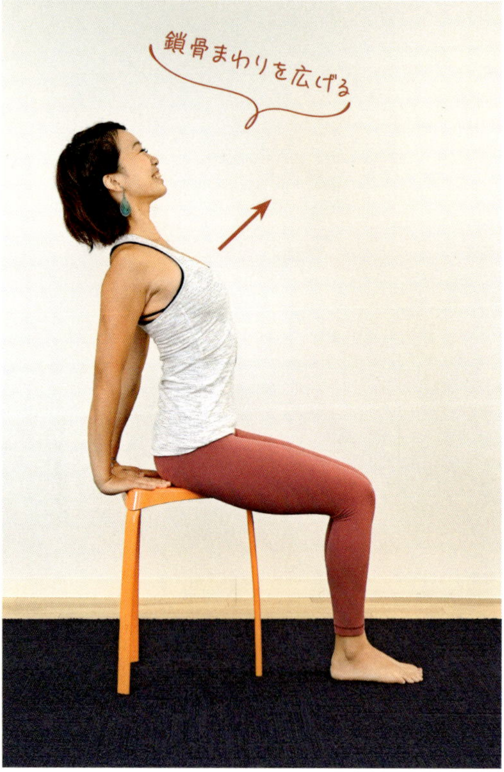


息を吸いながら胸を斜め上に持ち上げるように、胸を開いていく。視線も斜め上に。肩が上がらないように、肩から耳を離すように意識する。自然に呼吸しながら、この姿勢を３秒キープする。

❸

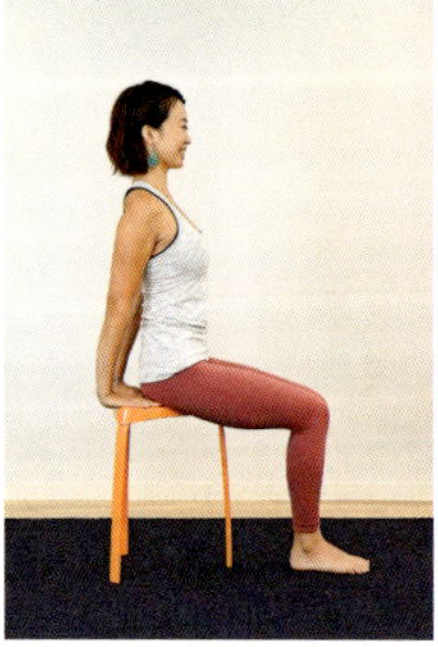

息を吐きながら、元の姿勢にもどる。

イスに座って

05

# 座ったままの前屈のポーズ

❶

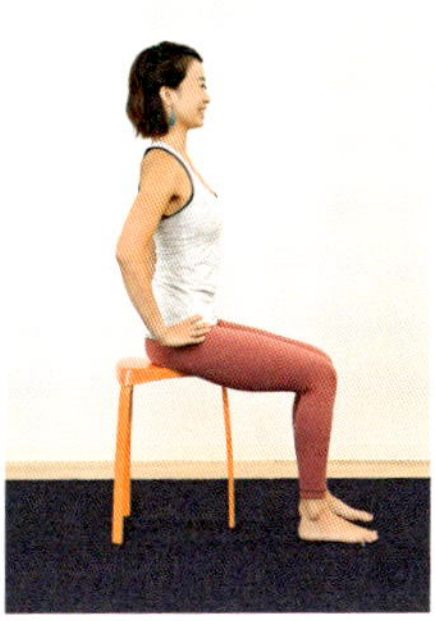

少し足を広げて座る。手は腰に。

❷

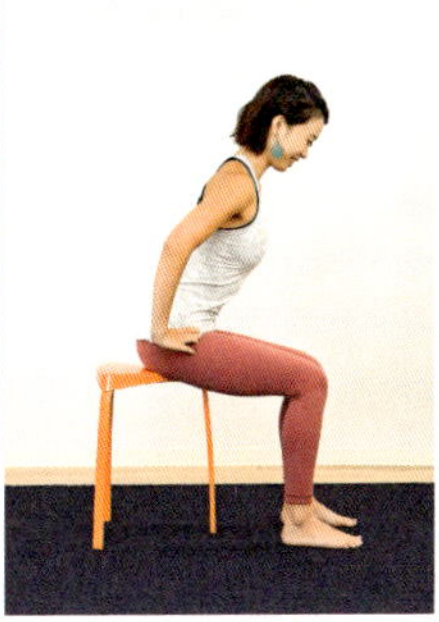

股関節から、上半身を前に倒していく。

❸

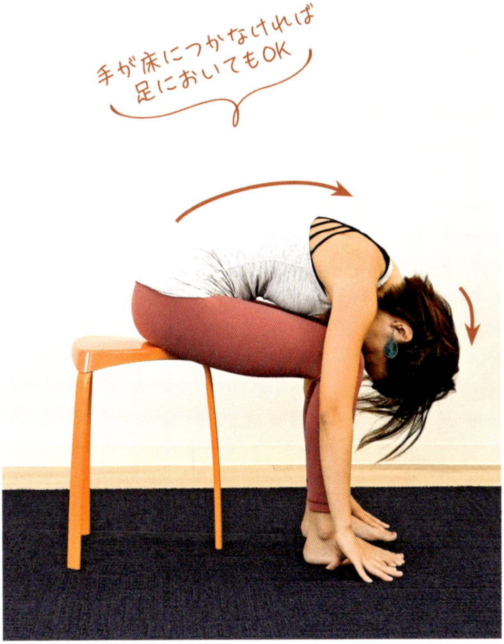
手が床につかなければ
足においてもOK

床に手をついて頭を下に倒し、上半身の力を抜く。自然に呼吸しながら、この姿勢を3秒キープする。

❹

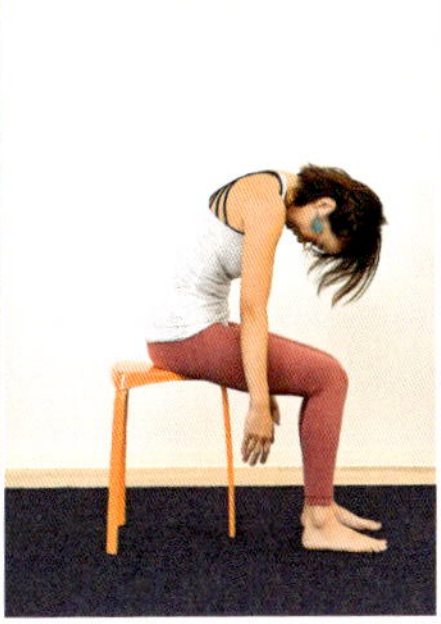

息を吐いておへそを見ながら、上半身を起こす。

《シャバーサナ》

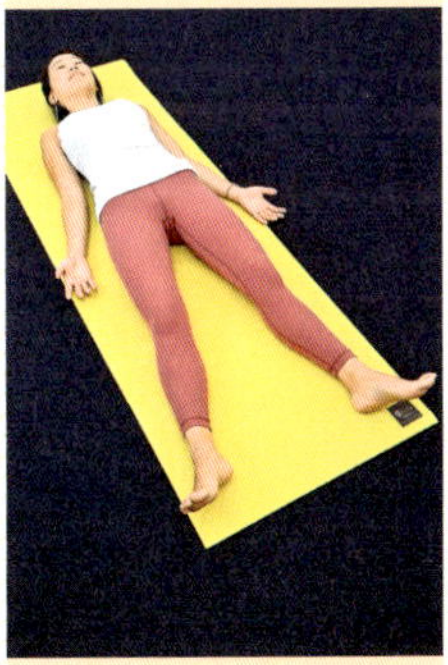

まず、ここから

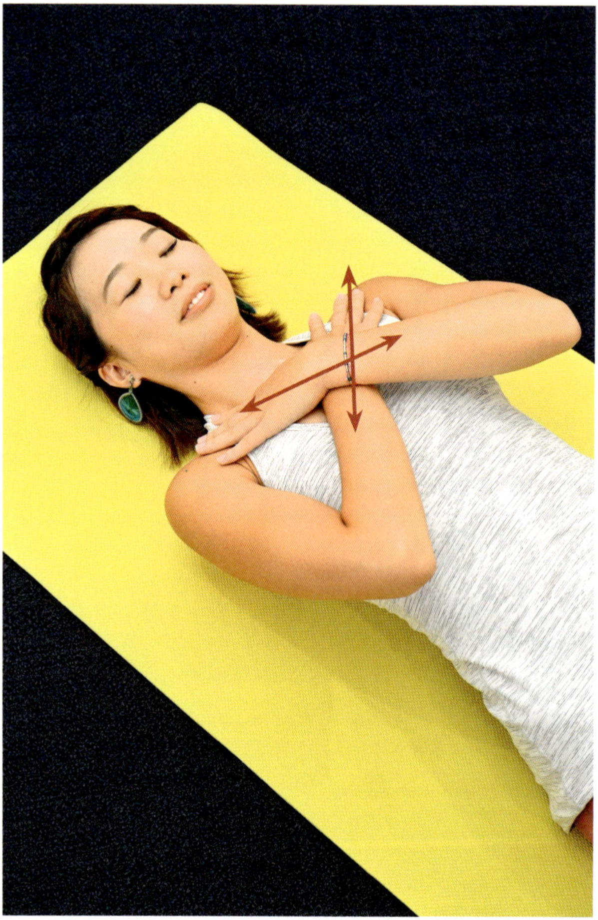

◎呼吸

仰向けになって目を閉じ、鎖骨周辺を両手でさすり、そこに意識を向けながら、ゆっくりと自然に5〜10回呼吸する。

寝たままで

# 01

# バナナのポーズ

❶

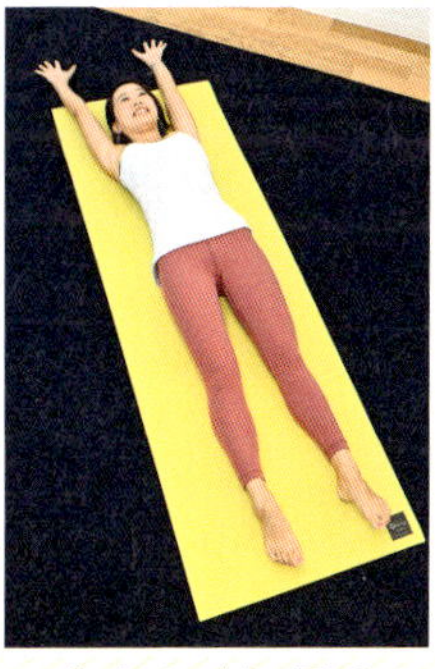

仰向けになり、両手を頭の上にのばす。

❷

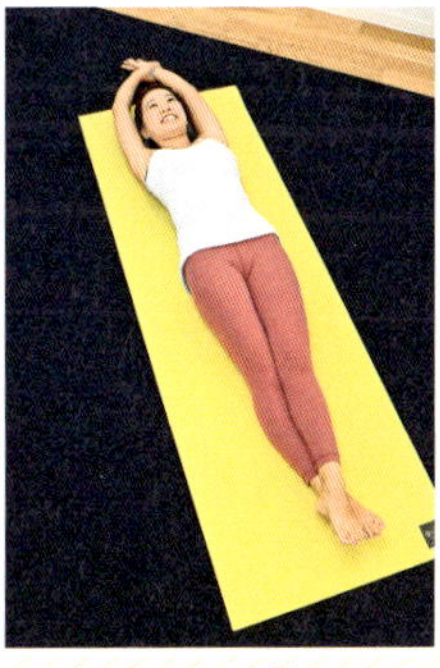

右手で左手首をつかみ、左足首を右足首の上にのせる。

❸

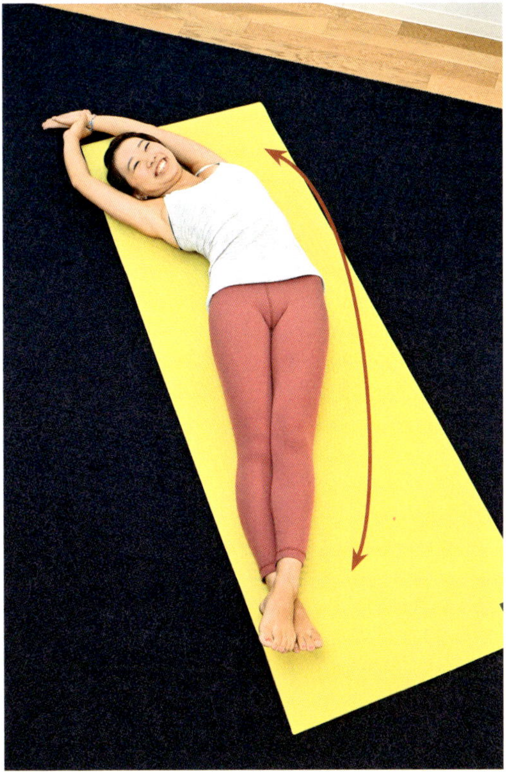

息を吐きながら、体をバナナのように右に曲げて、左の体側をのばす。自然に呼吸しながら、この姿勢を３秒キープする。

❹

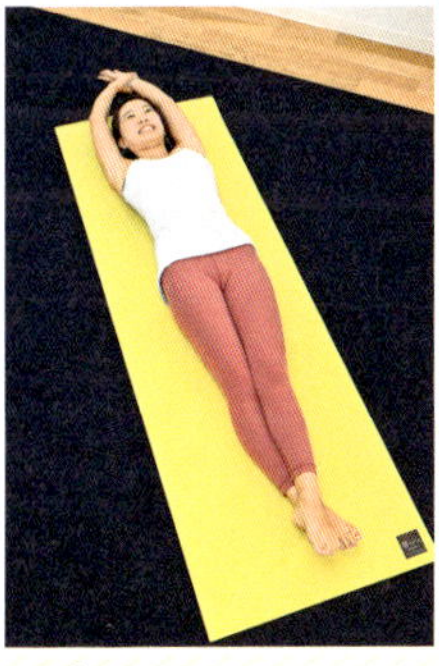

息を吸って元にもどる。

❺

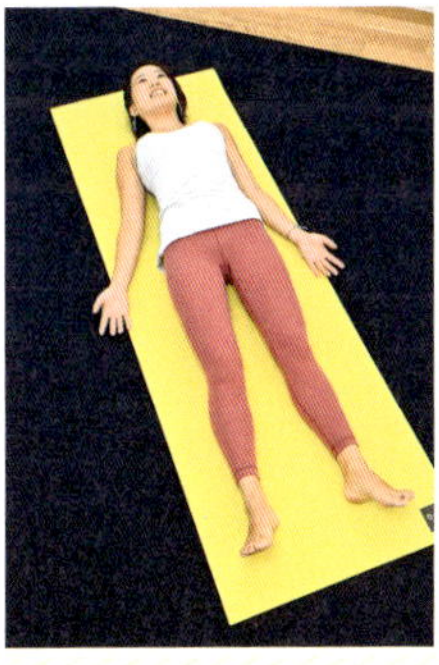

手足を入れ替えて反対の体側も同様に行い、手足をほどく。

寝たままで

# 02

# 小さな橋のポーズ

❶

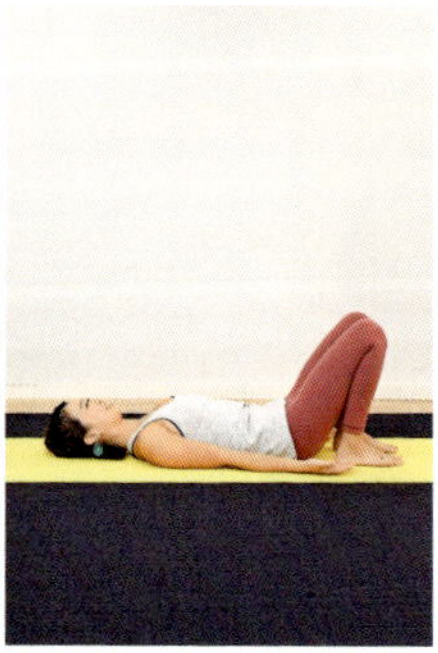

両ひざを腰幅にして立てる。足先はまっすぐ。視線は天井に。

❷

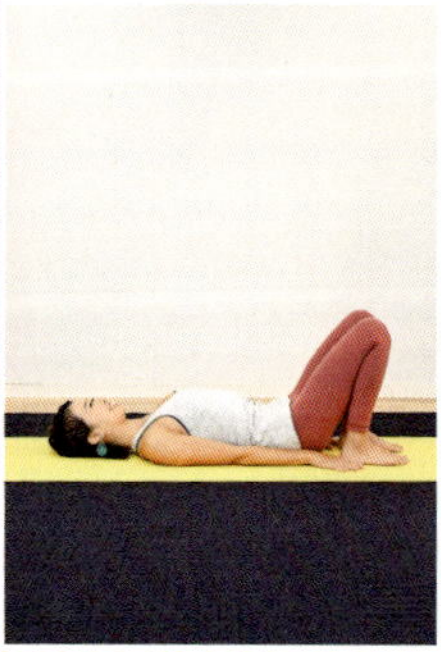

腕全体を外側にひねって肩を床にしっかりつけてから、手のひらを内側にひねって床につく。

❸

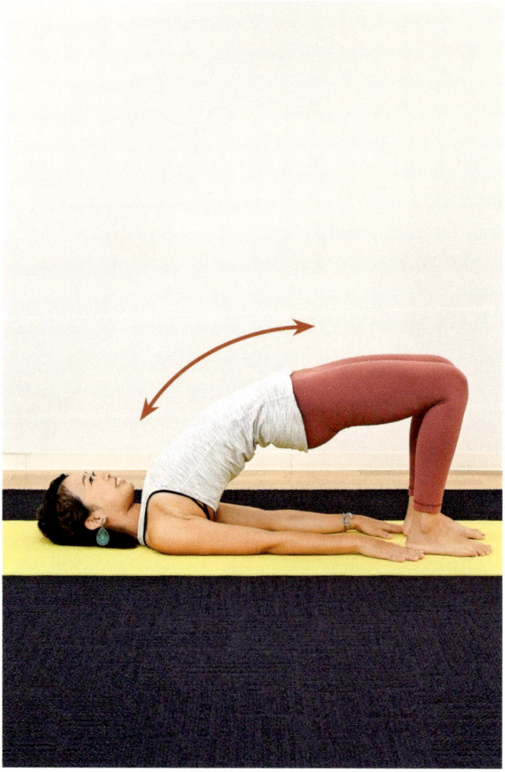

息を吐きながら、お尻を上げて、胸をあごに近づける。自然に呼吸しながら、この姿勢を3秒キープする。

❹

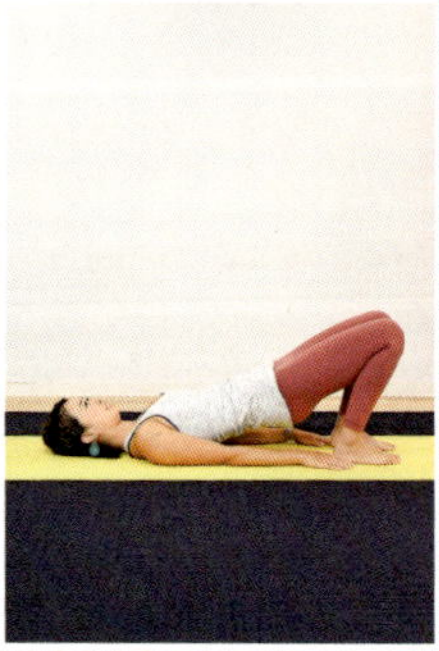

息を吐きながら、首から背中の順にゆっくりと床におりてくる。

❺

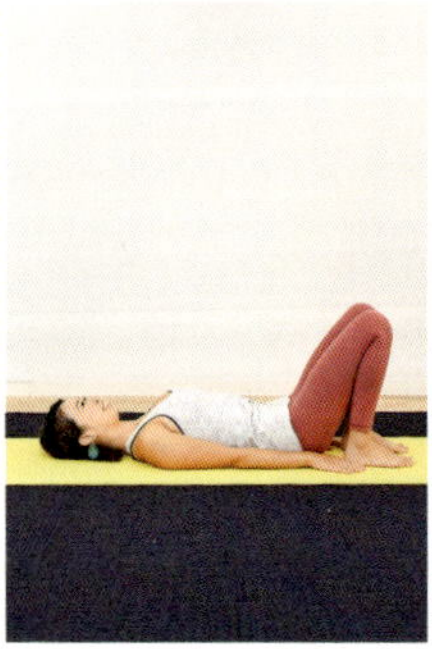

元の姿勢にもどる。

寝たままで

03

# 背中の上部をのばすポーズ

＊首が痛い人、生理中の人は行わないでください。

❶

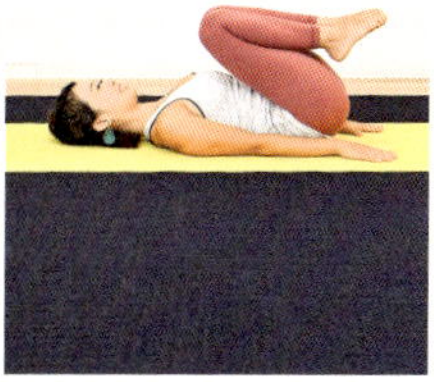

ひざを胸に引き寄せる。

❷

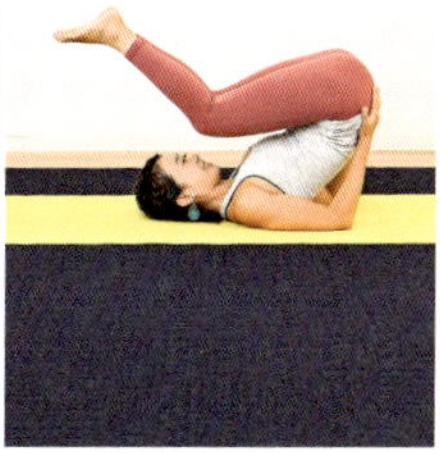

両手で腰を支えて、お尻を持ち上げる。

❸

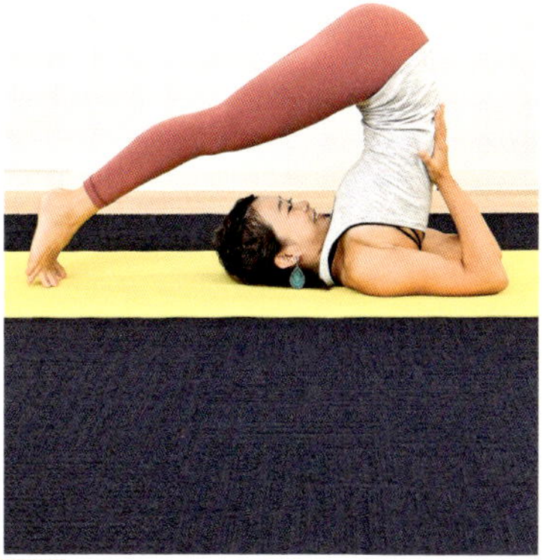

足先を頭の先の床に下ろす。視線はおへそ。自然に呼吸しながら、この姿勢を3秒キープする。

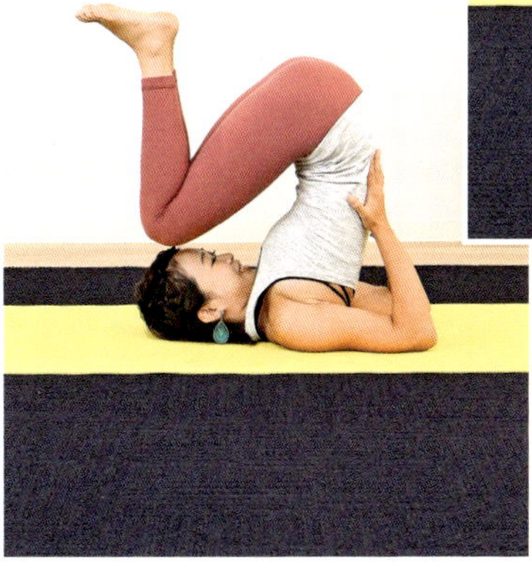

足先が床につかない人は、ひざを曲げて、ひざをおでこに近づける。

❹

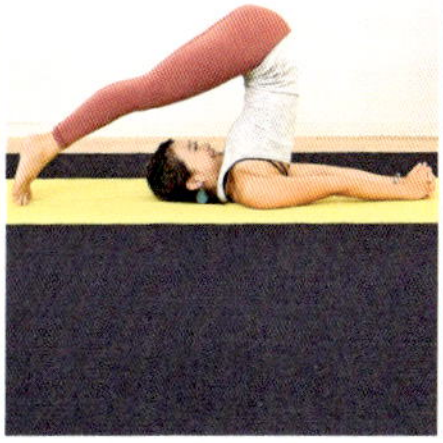

できる人は、両手を組んで床におろし、まっすぐのばす。

❺

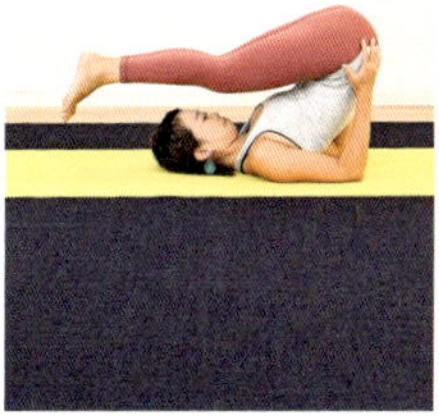

背骨の上のほうから背骨1本ずつ、ゆっくりおりてきて、元の姿勢にもどる。

# 04 魚のポーズ

＊首が痛い人は行わないでください。

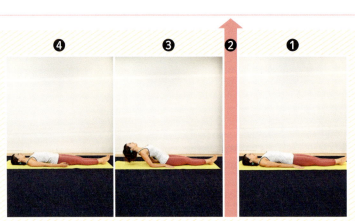

❶

手のひらを床について、まっすぐ仰向けになる。

❷

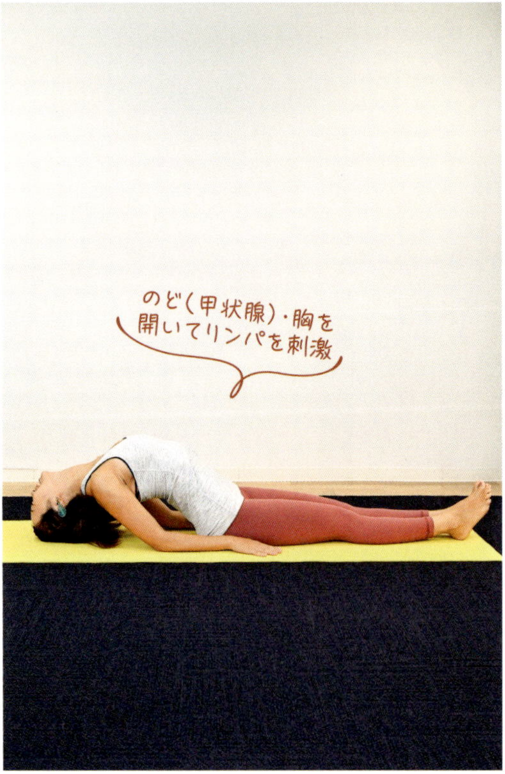


ひじと手のひらで床を押して、頭頂を床につけ、胸をぐっと引き上げる。自然に呼吸しながら、この姿勢を３秒キープする。

❸

ひじで床をしっかり押して、頭を一度床から離す。

❹

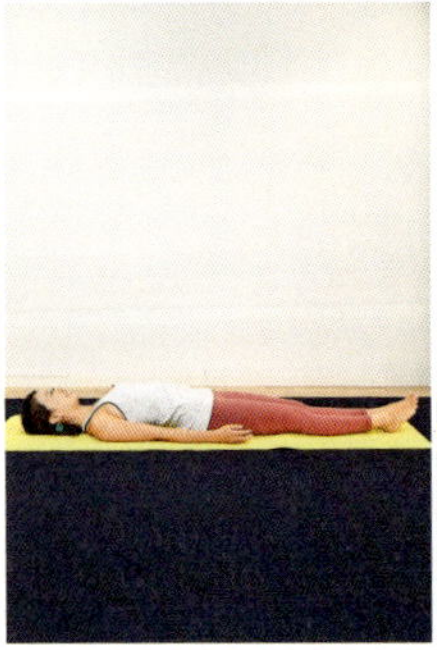

あごを引いて後頭部を床に下ろし、元の姿勢にもどる。

寝たままで

# 05 両ひざを抱えるポーズ

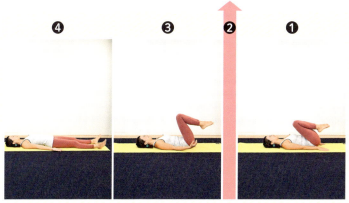

❶

両ひざを胸に近づける。

❷

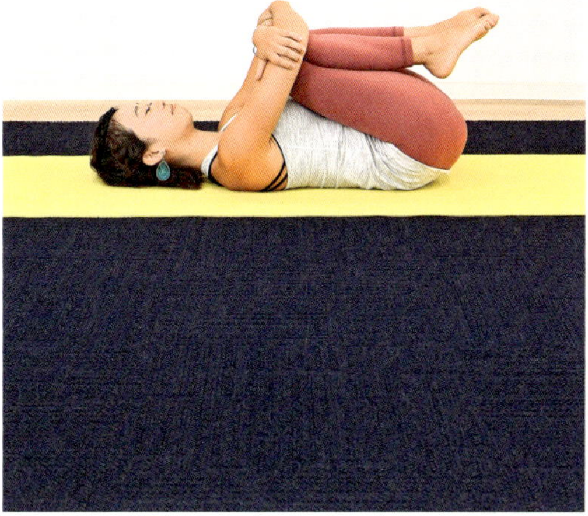

両手でひじとひじを持って両ひざを抱え、目を閉じる。自然に呼吸しながら、この姿勢を3秒キープする。

❸

息を吐きながら、ゆっくりと手足をほどいていく。

❹

手足を開放して、仰向けになる。

寝たままで

06

# 目を温めるポーズ

❶

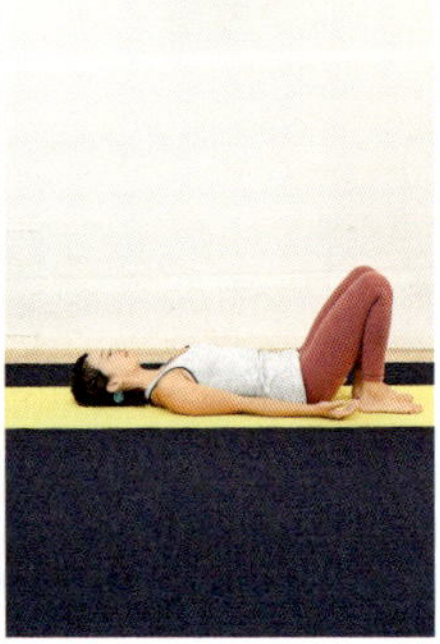

足の裏をついてひざを立てる。

❷

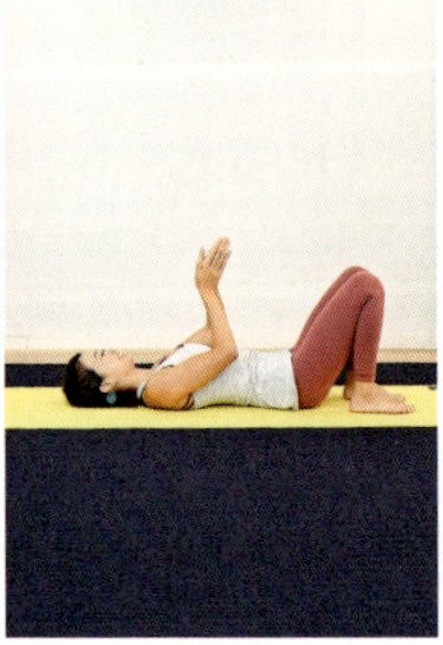

手をこすり合わせ、温める。

❸

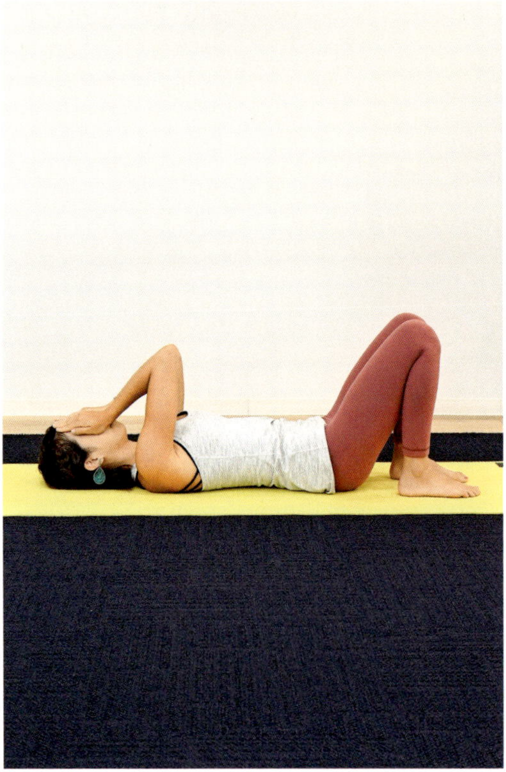

温まった手のひらを目に当て、このまま10秒ほど自然に呼吸する。

**《シャバーサナ》**

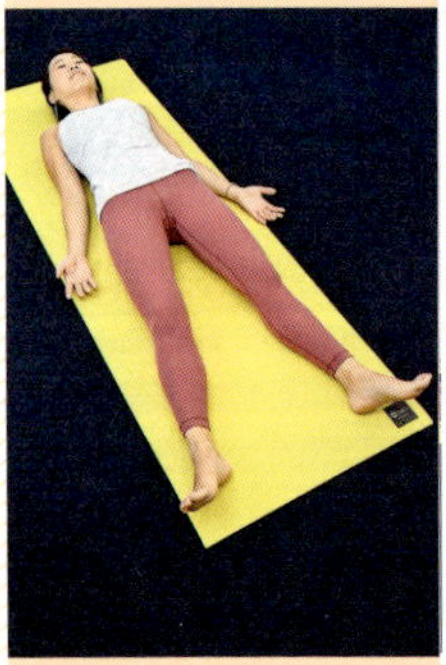

# お腹・背中・腰まわりのリンパヨガ

こんな人に

お腹の冷え、腰痛、便秘、ウエストのたるみ、食欲不振、生理痛、PMSなど。。。

主にからだの中部に気になる症状がある方におすすめのリンパヨガです。まず、中部のリンパの大事な中継地点である、お腹と腰のリンパ節を十分に意識することからはじめましょう。両手でお腹と腰の中心をさすりながらゆっくり呼吸を繰り返すことで、そのあたりのリンパと血行が流れやすくなり、ポーズにより内臓が癒され、からだの内側から元気になれます。

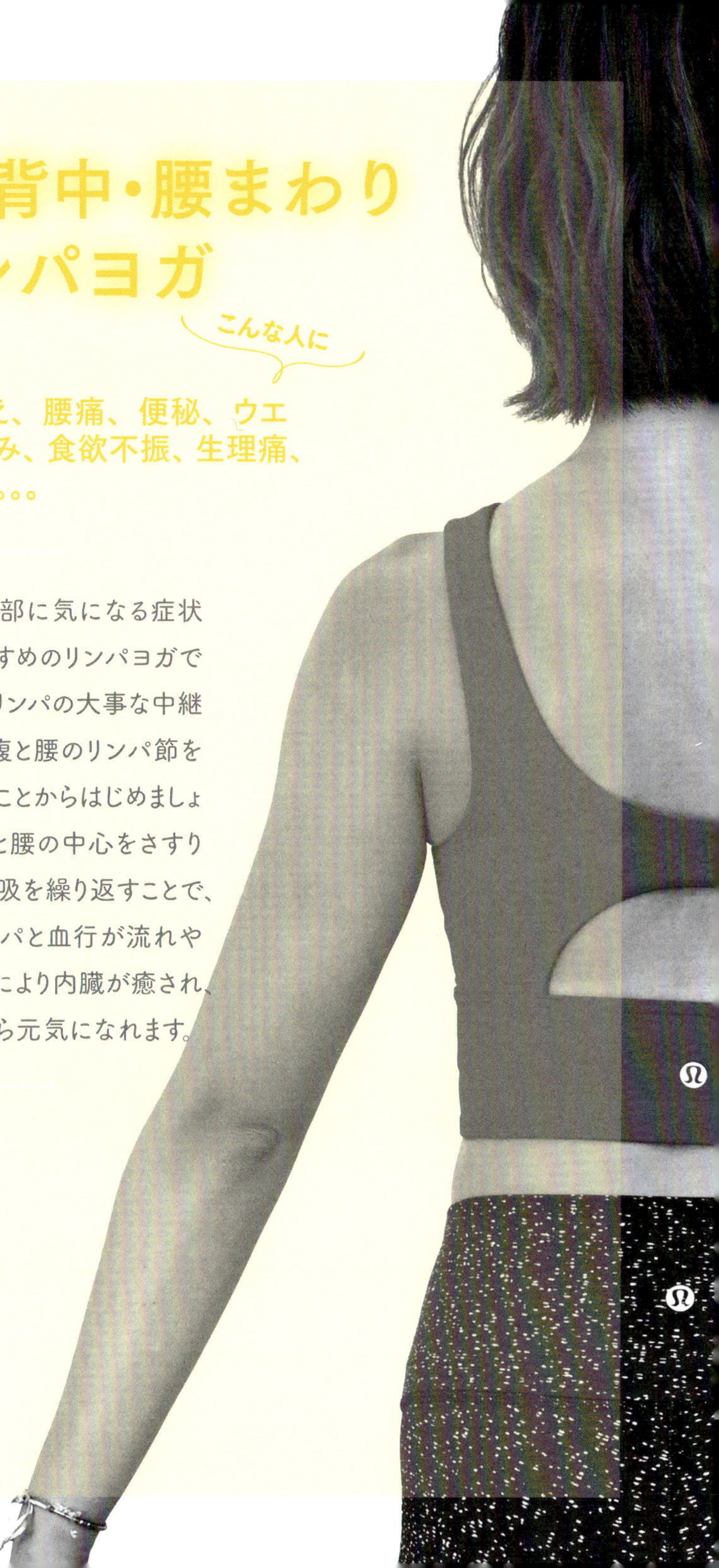

まず、ここから

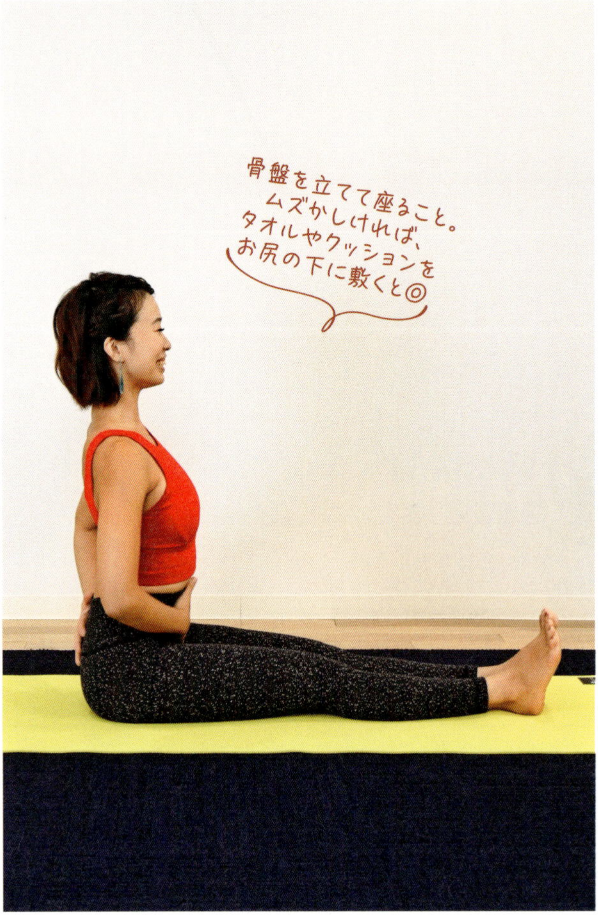
骨盤を立てて座ること。
ムズかしければ、
タオルやクッションを
お尻の下に敷くと◎

◎呼吸

長座の姿勢で、お腹に右手、腰に左手の甲を当てて、そこに意識を向けながら、ゆっくりと自然に5〜10回呼吸する。

床に座って

# 01 ねじりのポーズ

❶

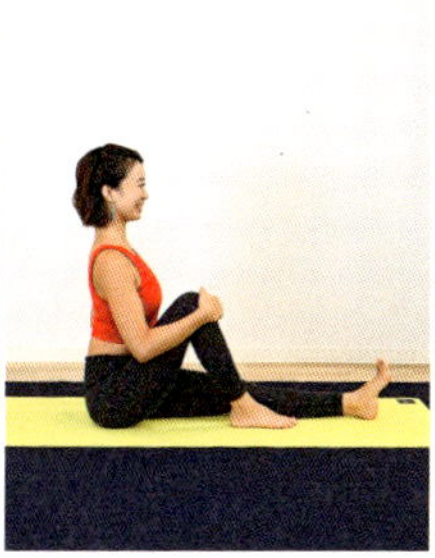

長座から、右足のひざを立てる。右足のかかとが左足のひざの横にくるように。

❷

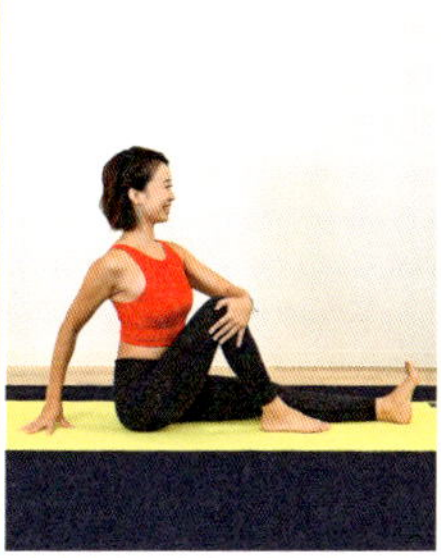

右手を後ろの床に、左手を右ひざの外側におき、息を吸って背筋をのばす。

❸

お腹のリンパを刺激して、腸内をリセット!

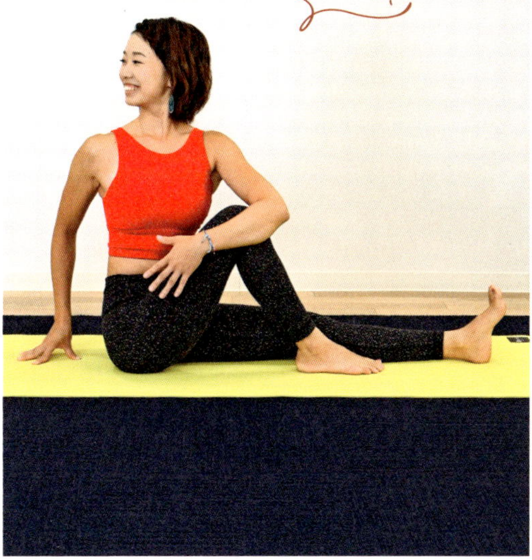

息を吐きながら、右に体をひねる。視線は後ろに向ける。自然に呼吸しながら、この姿勢を3秒キープする。

❹

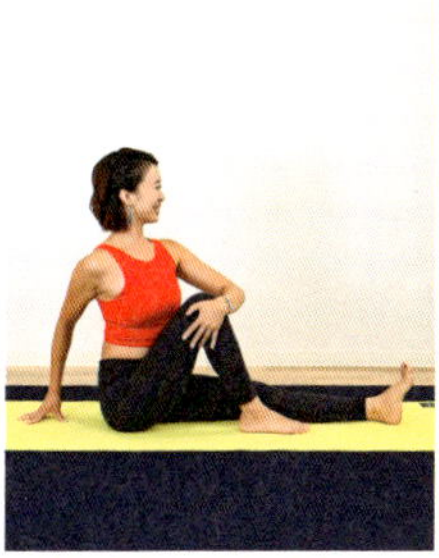

息を吸いながら上体を前にもどす。

❺

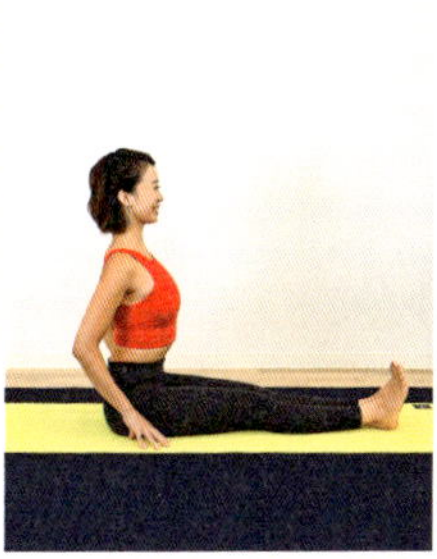

息を吐きながら手足を元にもどす。反対も同様に行う。

# 02 テーブルのポーズ

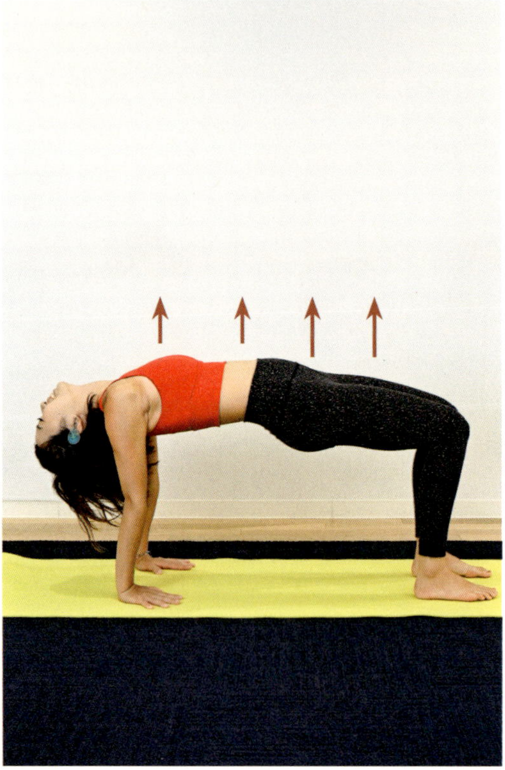

頭を後ろにだらんと倒すか、首の負担が少ないところまで倒す。自然に呼吸しながら、この姿勢を3秒キープする。

❶

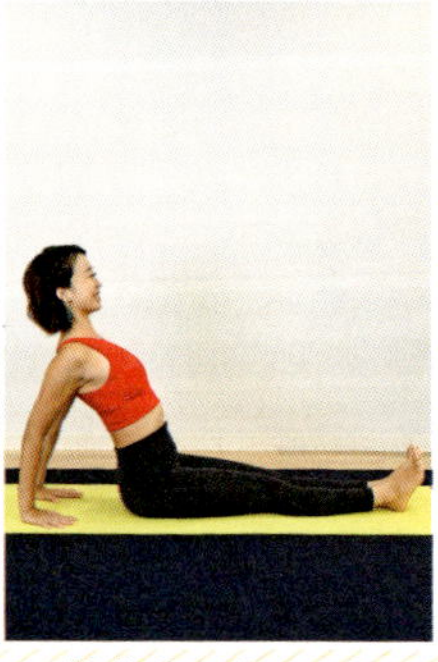

指先を自分のほうに向け、両手を後ろにつく。手は肩幅に。

❷

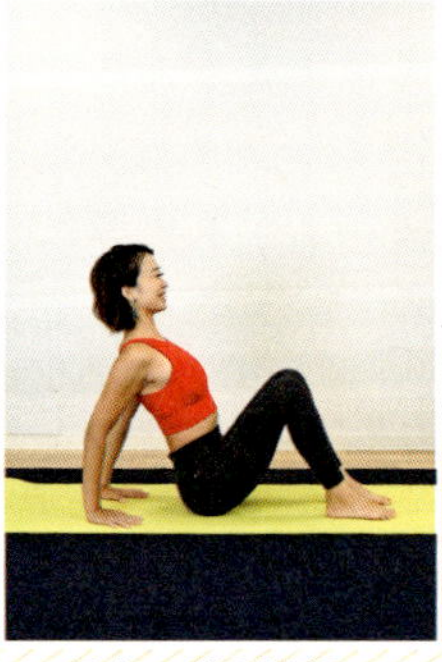

足とひざは腰幅に、両ひざを立てる。

❸

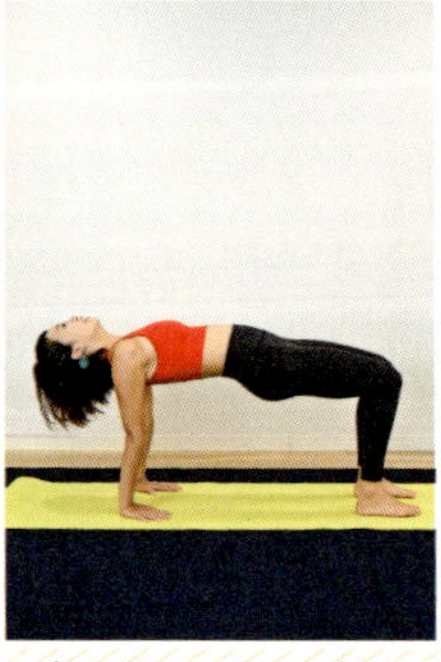

息を吸ってお尻を持ち上げ、ひざから肩までを一直線にする。おへそが上に引っ張られるイメージで。

❹

❺

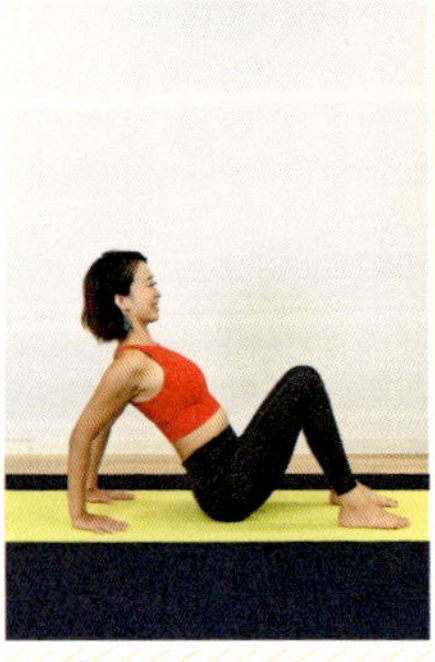

息を吐きながら、お尻を床におろす。

床に座って

03

# 舟のポーズ

❷
背筋をのばしたまま、上半身を後ろに倒し、足を床から離す。自然に呼吸しながら、この姿勢を3秒キープする。

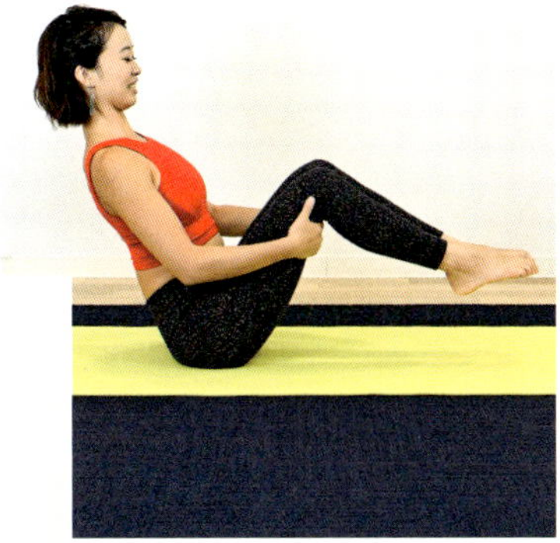

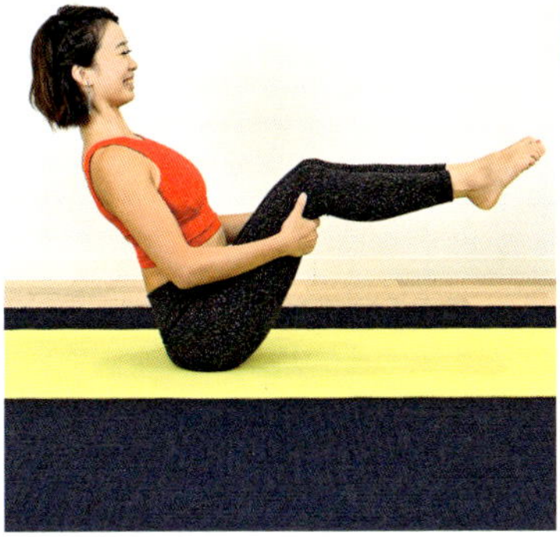

❸
余裕があれば、すねを床と平行にする。

❶

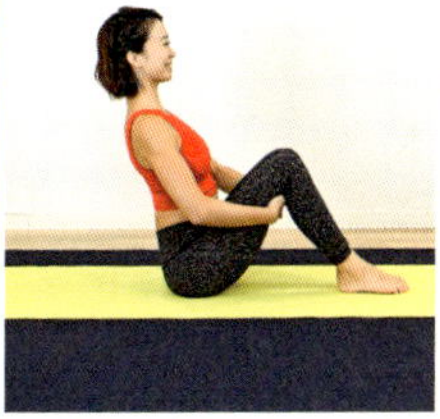

足を揃え、両手を太ももの裏におく。

❷
❸

❹

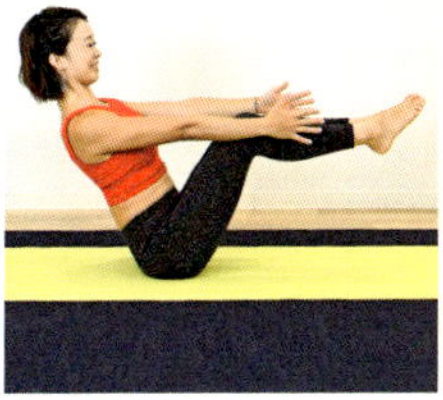

さらに余裕があれば、両手を前にのばす。

❺

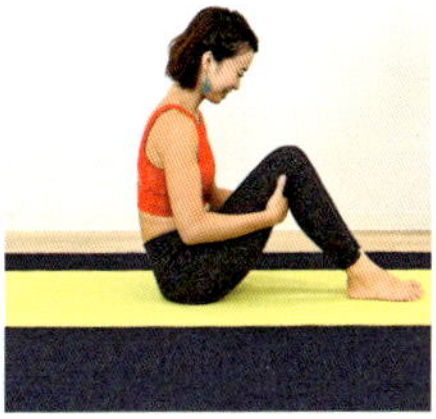

息を吐きながら、足をおろす。

# 04 足をからめた前屈のポーズ

息を吐きながら、背中を丸めて、上半身を前に倒す。お尻が浮かないように注意する。お尻と腰まわりがストレッチされていることを意識して。自然に呼吸しながら、この姿勢を3秒キープする。

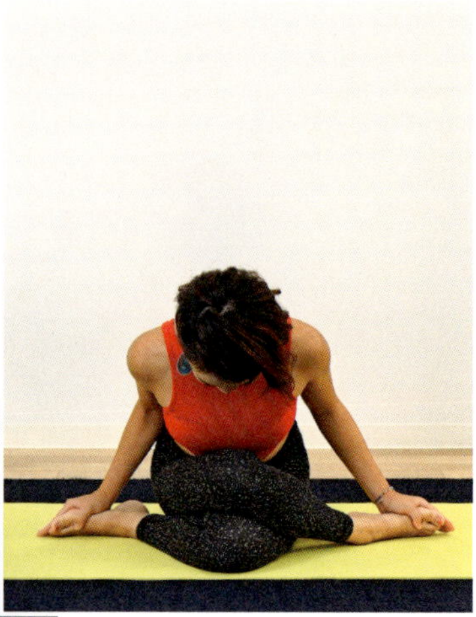

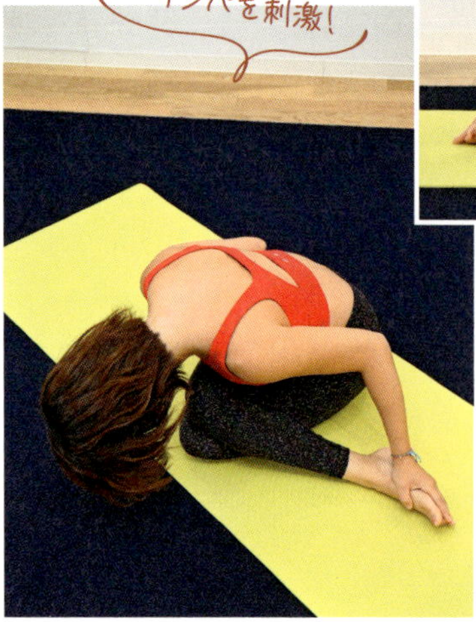


❶

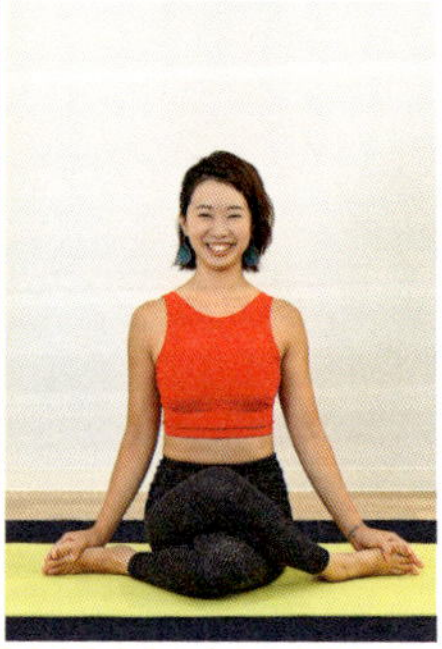

右足が上になるように足をクロスして座る。ひざとひざ、おへそが一直線になるように調整する。お尻は足の上ではなく床に、両手は足の裏におく。

❷

❸

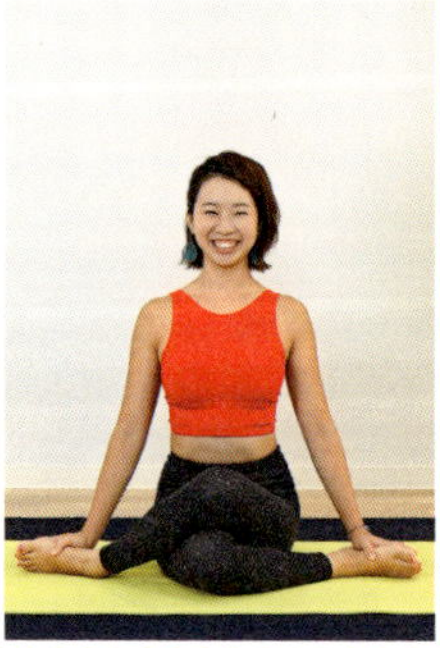

息を吸いながら起き上がり、その場で息を吐く。足を組み替えて、同様に行う。

床に座って

05

# 片足開脚で体側をのばすポーズ

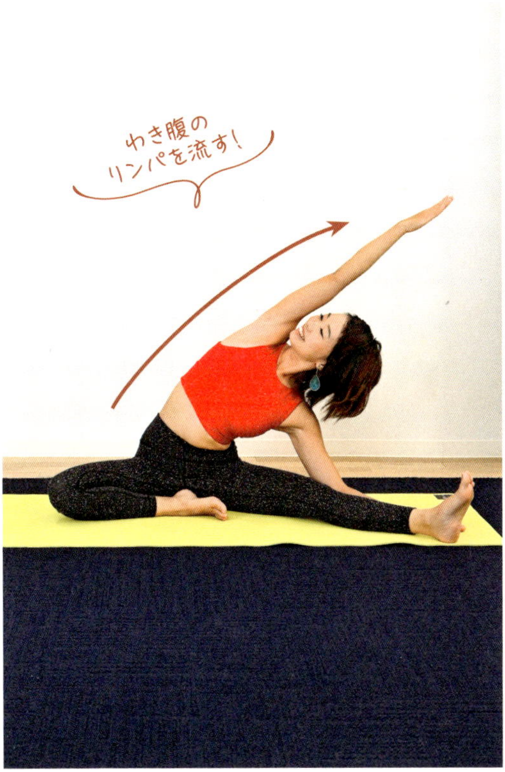


息を吐きながら、上半身を左に倒す。右腕の内側から天井を見る。自然に呼吸しながら、この姿勢を3秒キープする。

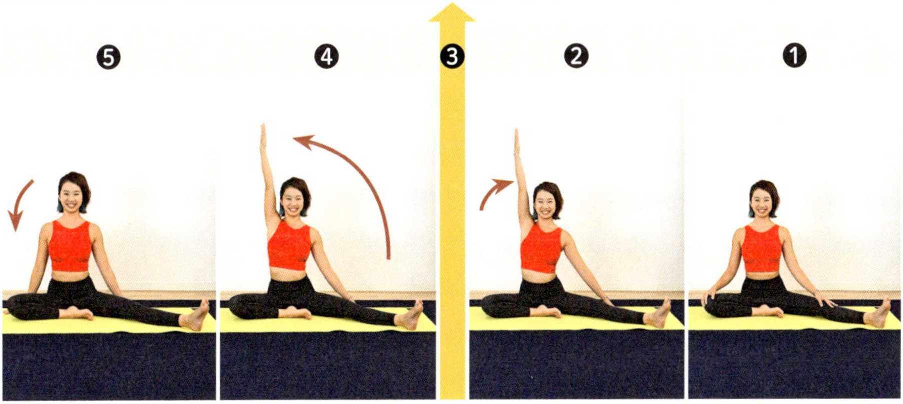


❶ 足を大きく開き、右足を曲げて、かかとを自分の中心に近づける。左足のつま先は上に向ける。

❷ 左手を左足の外につき、息を吸いながら、横から右手をまっすぐ上げる。

❸

❹ 息を吸って、体を起こす。

❺ 息を吐いて、横から右手を下ろす。足を変えて、同様に行う。

# 06 ねこのポーズ

❷
息を吸いながら、背中をそらし、お尻を上に、胸を斜め上に向ける。視線は天井に。

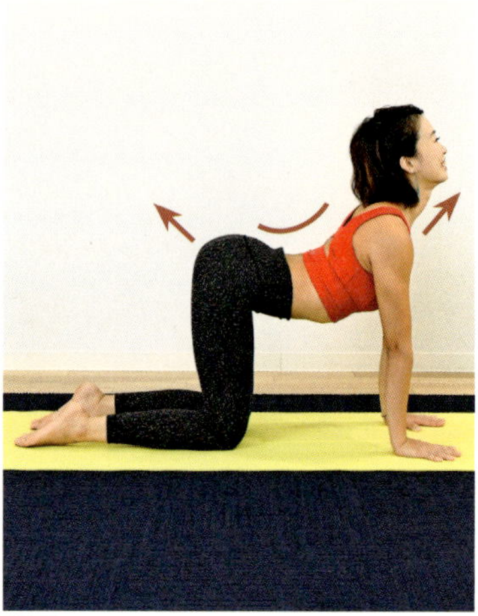

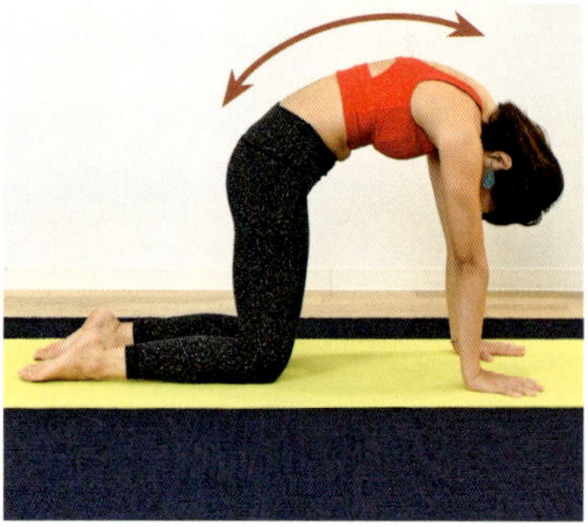

❸
息を吐きながら、ひじはのばしたまま背中を丸め、おへそをのぞき込む。
❷と❸を３セット繰り返す。

❶

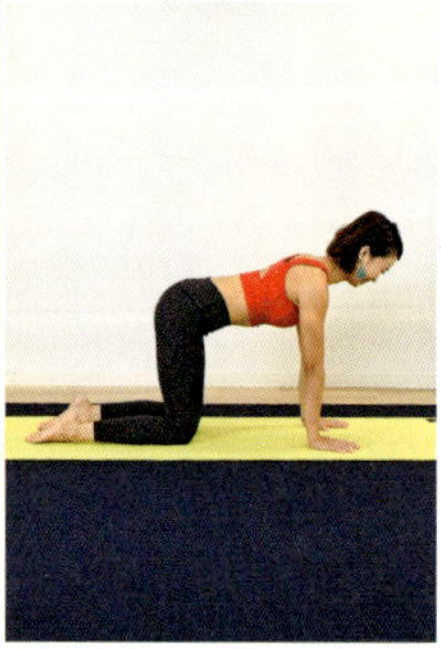

手は肩幅、足は腰幅に開いて、四つんばいになる。肩の下に手首が、股関節の下にひざがくるようにする。

床に座って

# 07 らくだのポーズ

❷
息を吐きながら、胸を天井に向けるように意識して、上体を反らす。このとき、足の甲とすねで床を押し続ける。自然に呼吸しながら、この姿勢を3秒キープする。

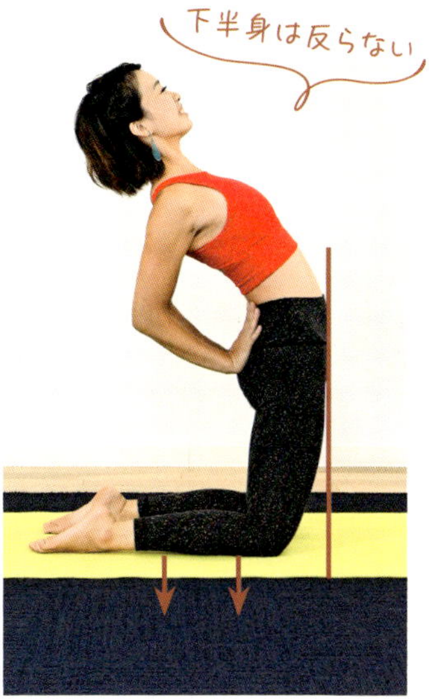
下半身は反らない

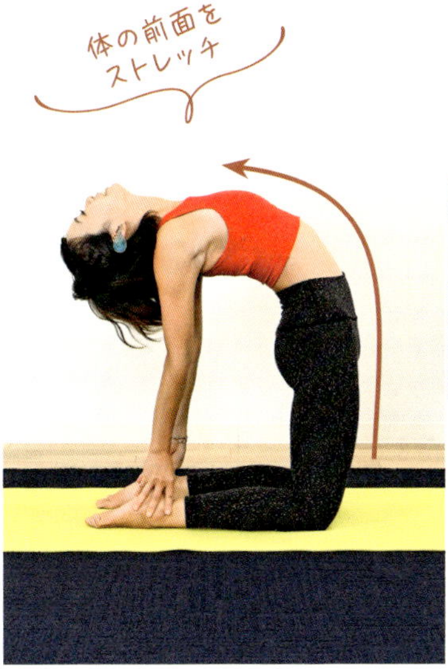
体の前面をストレッチ

❸
余裕があれば、手をかかとにおく。常にひざの上に股関節がくるように注意する。

❶
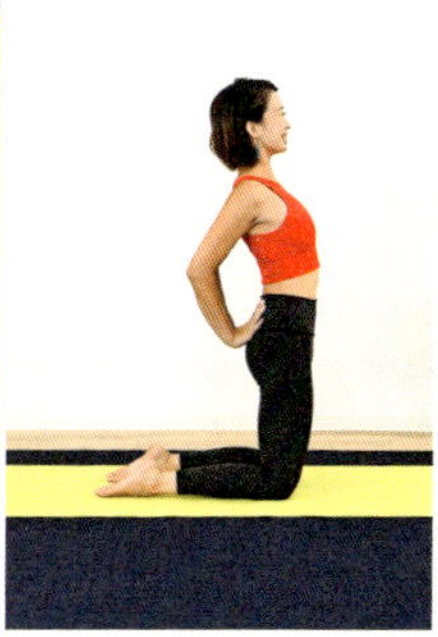
ひざ立ちになる。足の甲は床につける。両手は指先を上にむけて腰におき、ひじを寄せ合う。

❷ ❸

❹
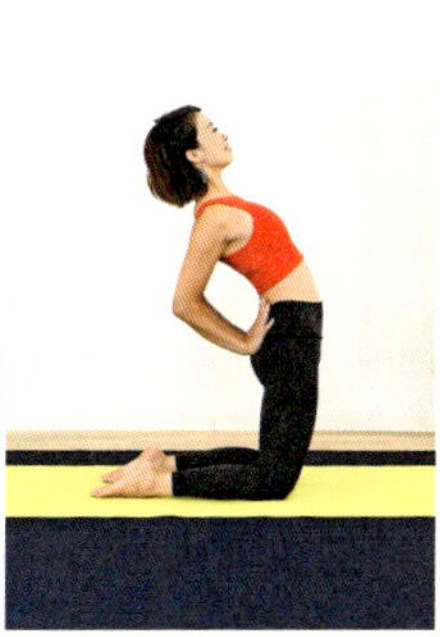
手を腰にもどし、息を吸って起き上がる。

❺
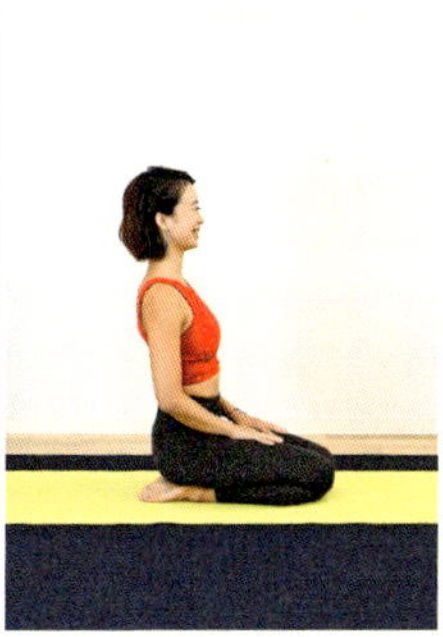
息を吐いて、お尻をかかとにおろして、正座する。

《シャバーサナ》
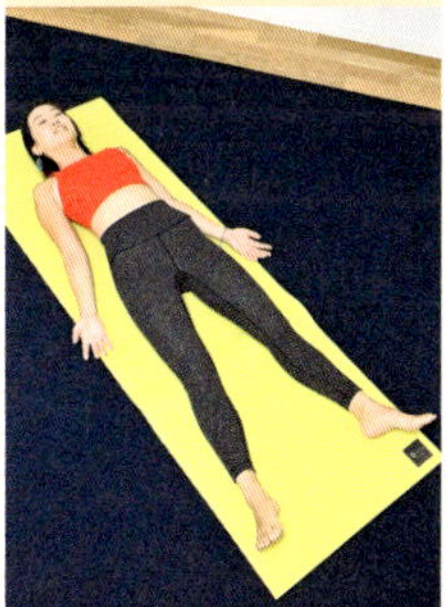

まず、ここから

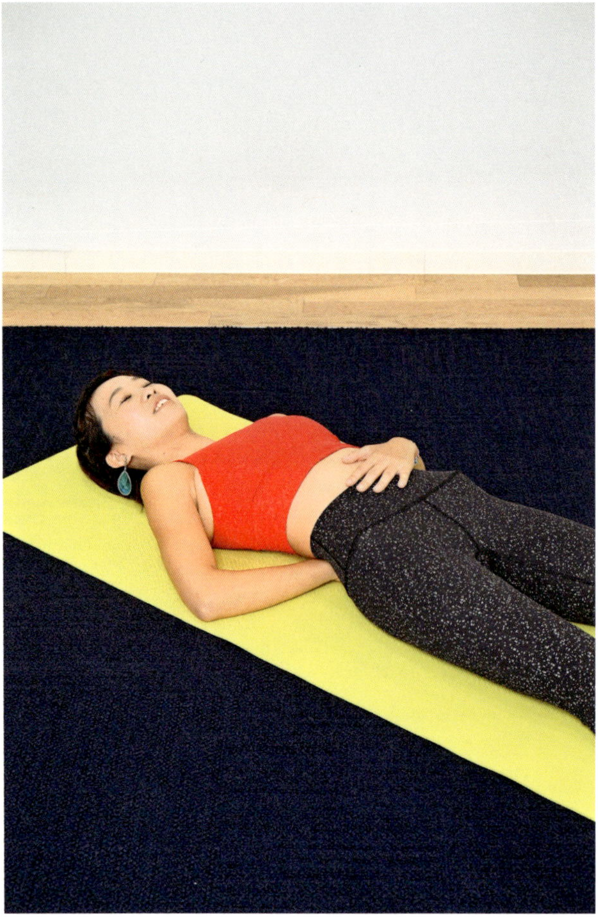

◎呼吸

仰向けになり、お腹に左手、腰に右手の甲を当てて、そこに意識を向けながら、ゆっくりと自然に5〜10回呼吸する。

寝たままで

# 01 ももの前側をのばすポーズ

❶

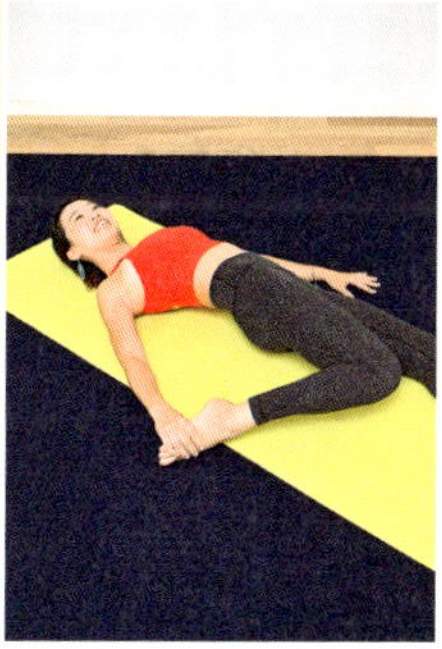

仰向けになり、体を少し左に傾けながら、右足を外から曲げていく。

❷

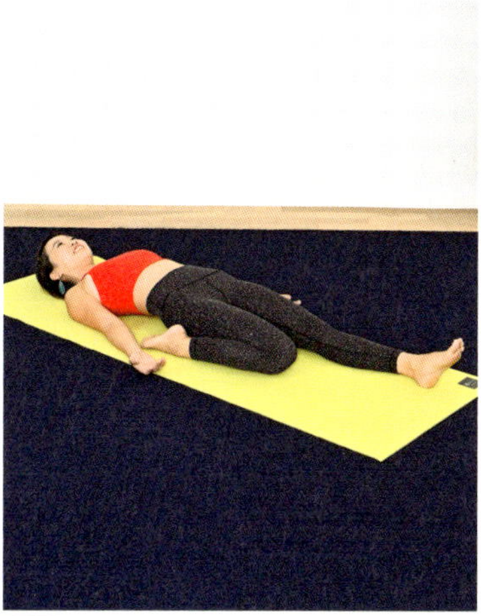

右足首をお尻の横に持ってくる。腰が反らないように注意する。自然に呼吸しながら、この姿勢を3秒キープする。

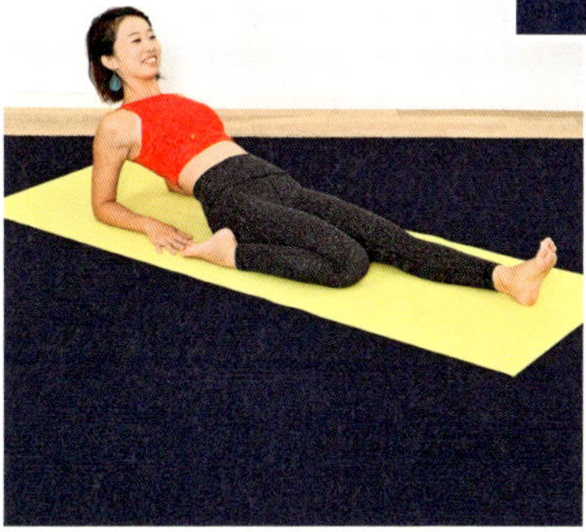

つらい人は、両ひじをついて、上体を少し起こして行ってもいい。

❸

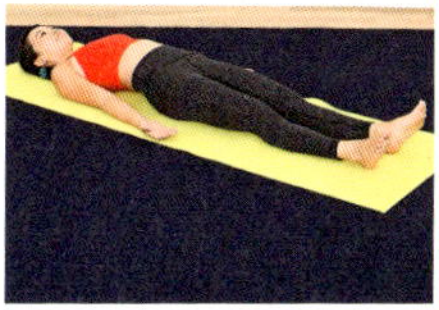

足をもどして、反対の足も同様に行う。

02

# 針に糸を通すポーズ

左足のすねを両手でつかむ。自然に呼吸しながら、この姿勢を3秒キープする。

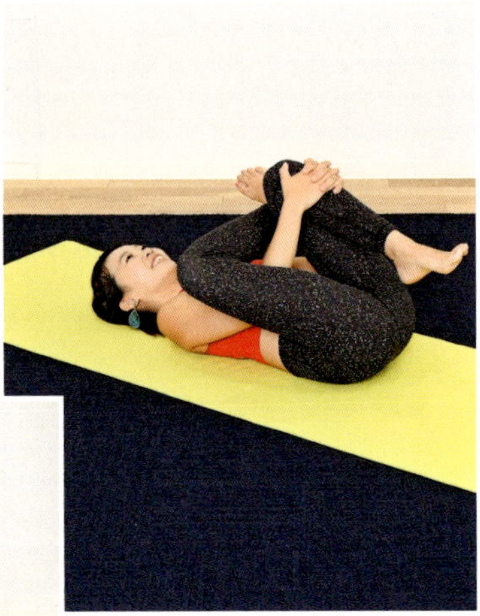

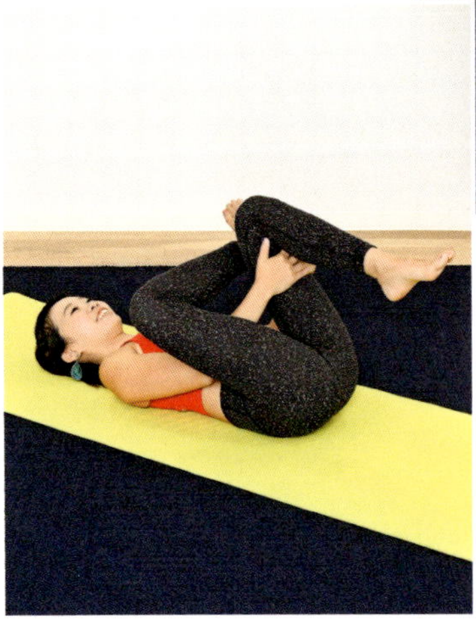

すねをつかむと頭や肩が床から離れてしまう人は、左の太ももの裏を持つ。

❹ ❸ ❷ ❶

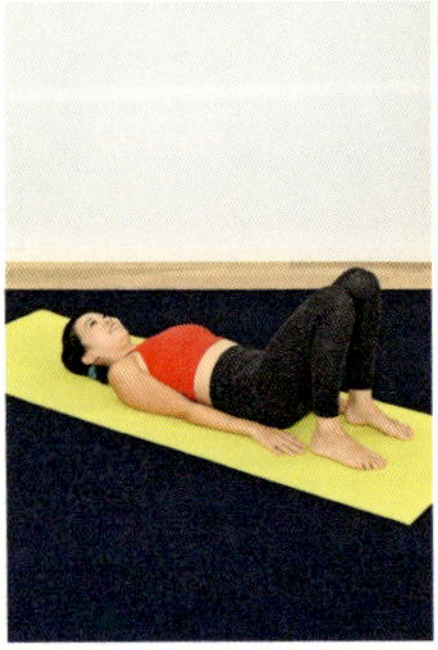

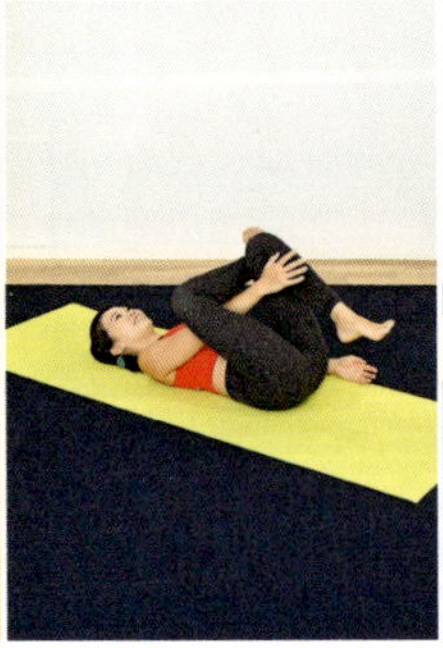

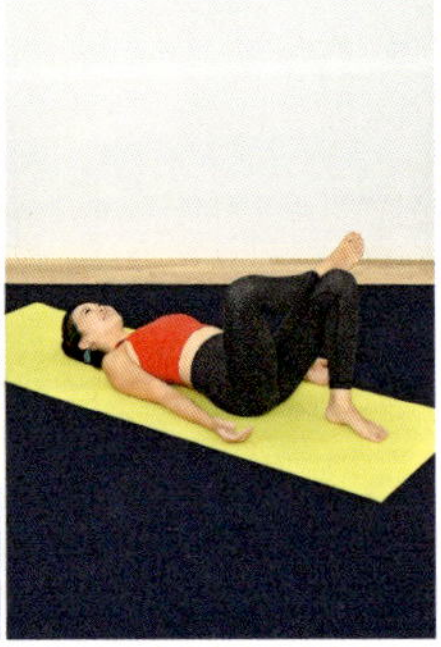

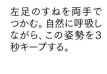

❶ 両ひざを立てて、右の足首を左のももにのせる。

❷ 足の間に、右手を入れる。

❸

❹ 息を吐いて手をほどき、両ひざを立て、足を腰幅にもどす。反対の足も同様に行う。

寝たままで

# 03

# 小さな橋のポーズ

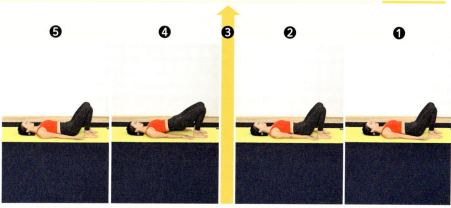

❶

足とひざを腰幅にして立てる。足先はまっすぐ。視線は天井に。

❷

腕を内側に回して、手のひらを床に向ける。

❸

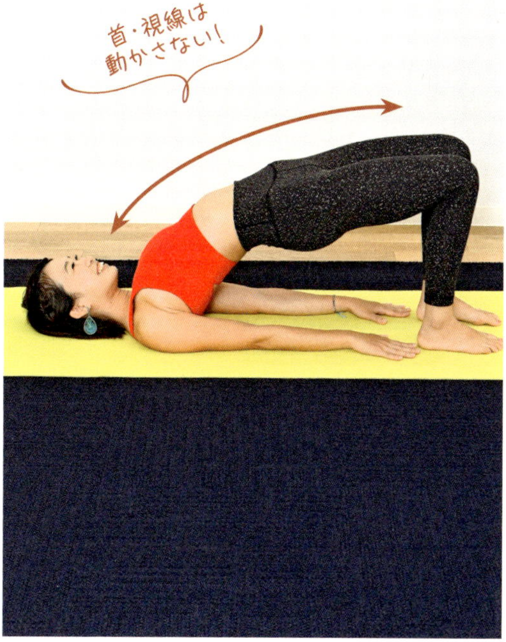


息を吸いながら、お尻を上げて、胸をあごに近づける。自然に呼吸しながら、この姿勢を3秒キープする。

❹

息を吐きながら、首、腰、お尻の順にゆっくりと床におりてくる。

❺

元の姿勢にもどる。

# 04 背中上部をねじるポーズ

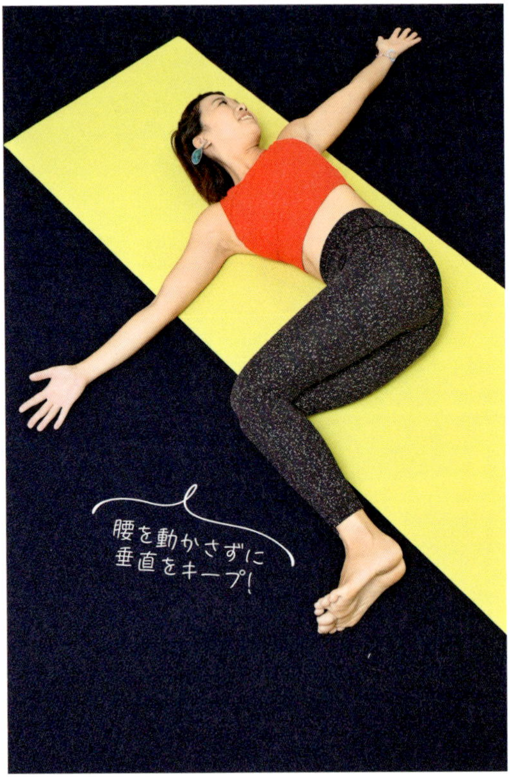


息を吐きながら、左手を左の床におろす。余裕があれば、視線も左に。自然に呼吸しながら、この姿勢を3秒キープする。

❶

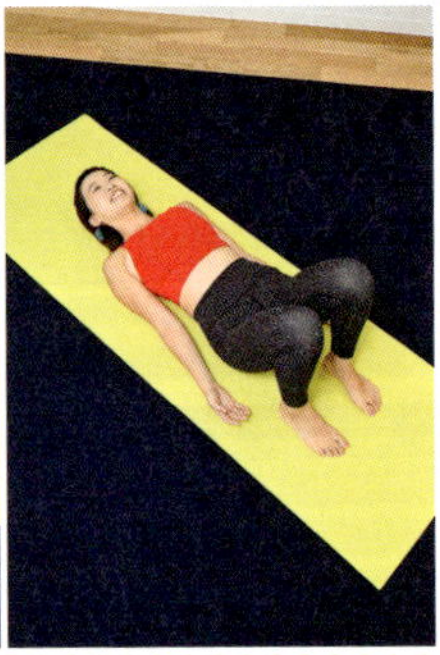

仰向けのまま、ひざを立てる。

❷

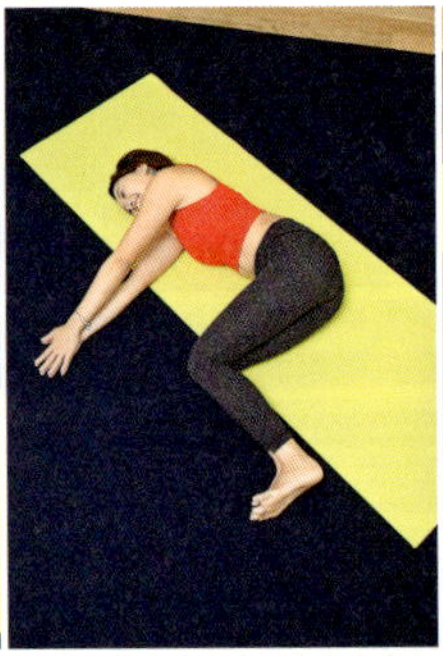

体を右に倒し、骨盤を床と垂直にして、右半身を完全に床につける。股関節、ひざ、足首をすべて90度にする。両手をのばし、手のひらを重ねる。

❸

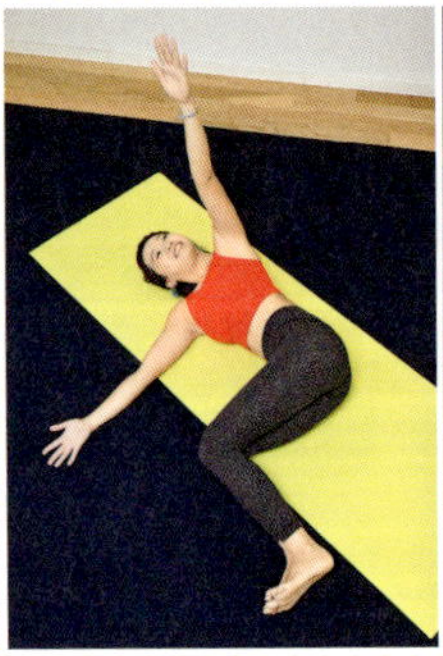

息を吸って、左手を上にのばす。

❹

❺

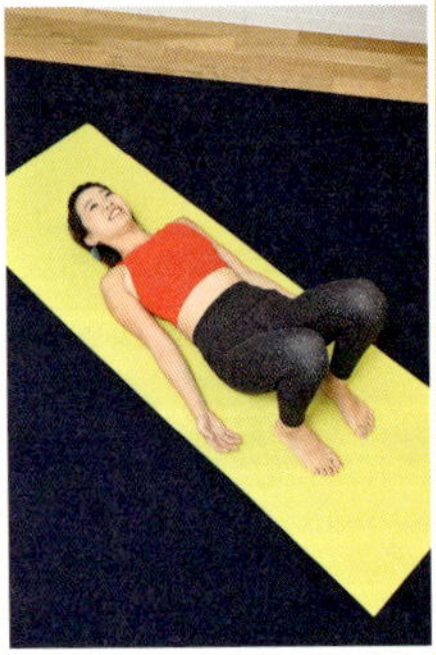

元の姿勢にもどり、反対側も同様に行う。

寝たままで

# 05 おへそを覗くポーズ

❶

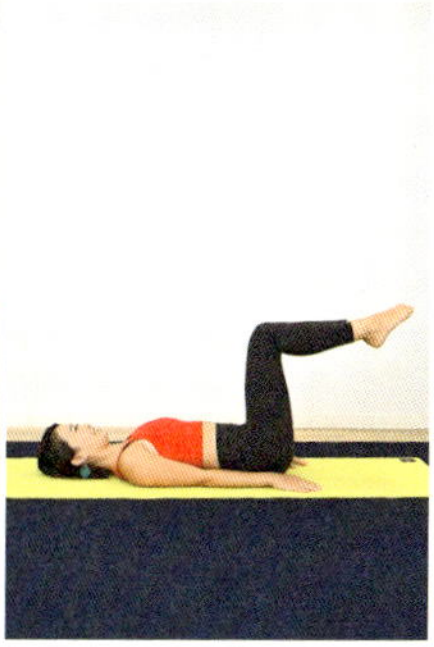

両ひざを90度に曲げ、床と水平に上げる。

❷

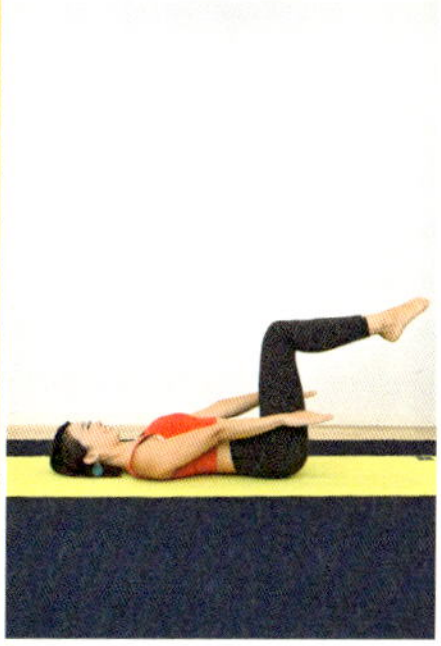

手を床から離して、まっすぐにのばし、息を吸う。

❸

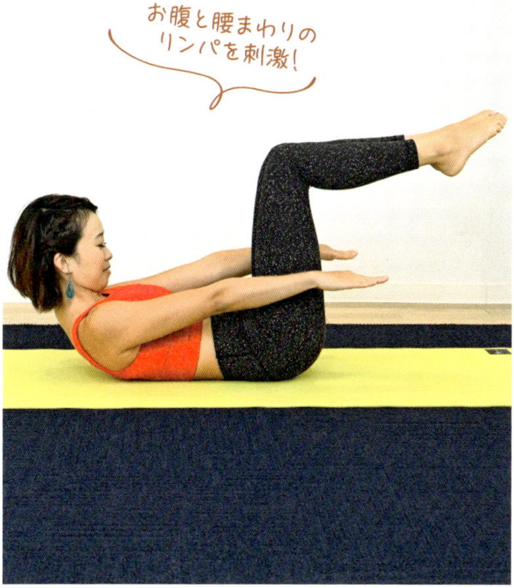
お腹と腰まわりのリンパを刺激!

息を吐きながら、上半身を持ち上げ、おへそを見る。自然に呼吸しながら、この姿勢を3秒キープする。

❹

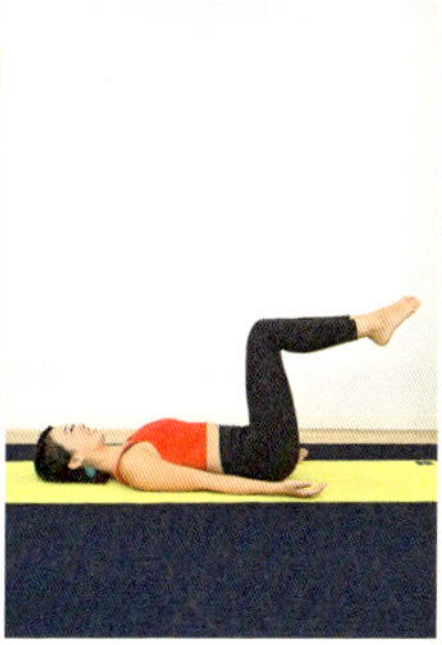

息を吸いながら、ゆっくりともどる。❶～❹を3セット繰り返す。

《シャバーサナ》

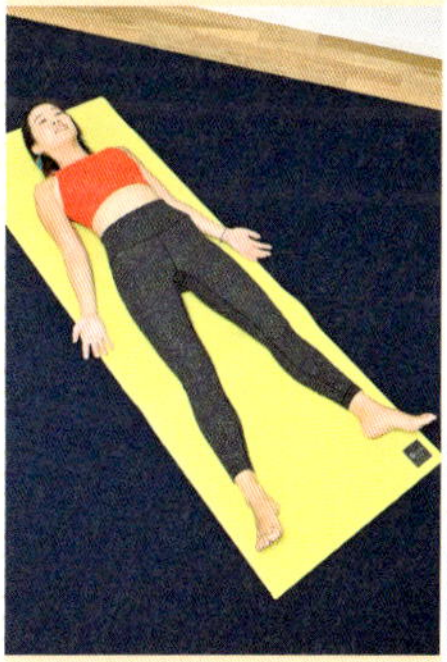

まず、ここから

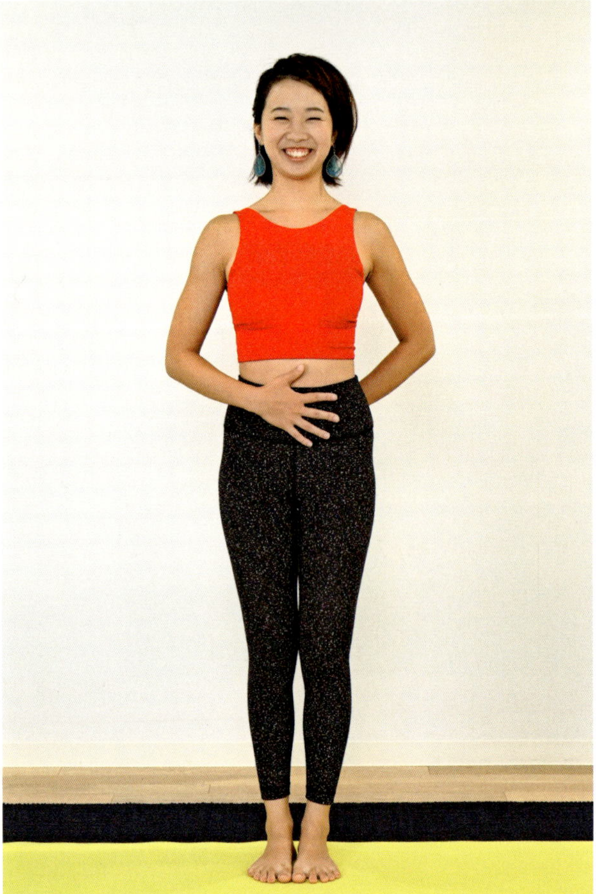

◎呼吸

お腹に右手、腰に左手の甲を当てて、そこに意識を向けながら、ゆっくりと自然に5〜10回呼吸する。

立った姿勢で

# 01 なびくヤシの木のポーズ

❶

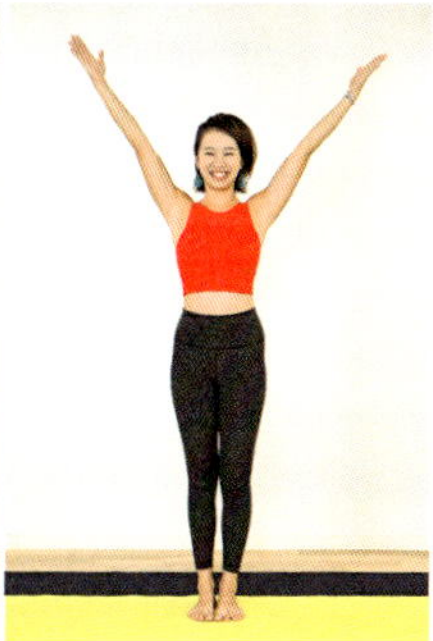

息を吸いながら、両手を真横から上に上げる。

❷

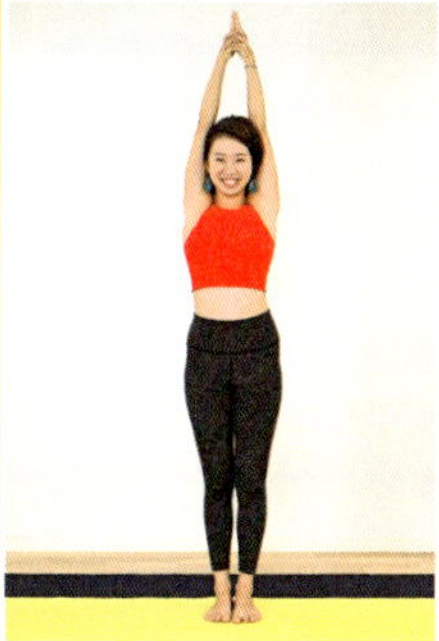

両手を組んで、人差し指を立てる。

❸

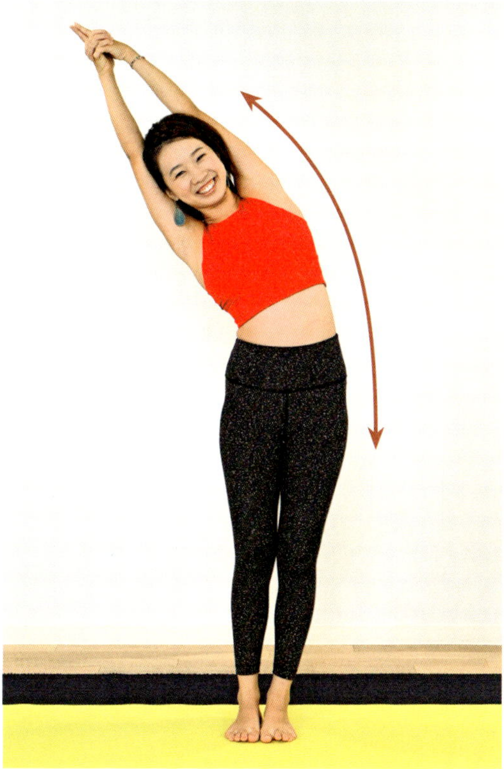

息を吐きながら、体を右に倒す。このとき、肩が上がらないように、肩から耳を離すように意識する。自然に呼吸しながら、この姿勢を3秒キープする。

❹

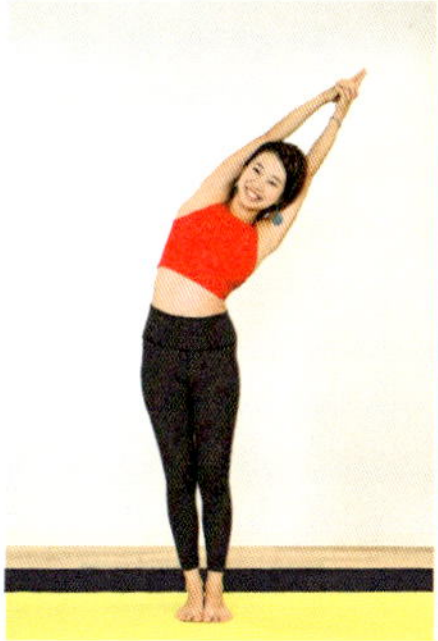

息を吸って中央にもどり、反対側も同様に行う。

❺

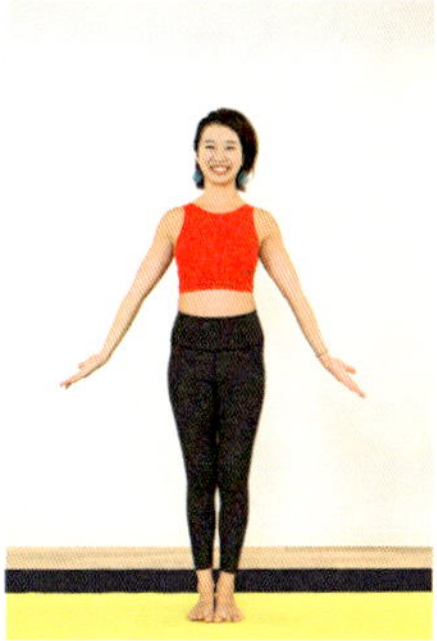

息を吸って中央にもどり、息を吐きながら手を横からもどす。

02

# 片足を上げた下向きの犬のポーズ

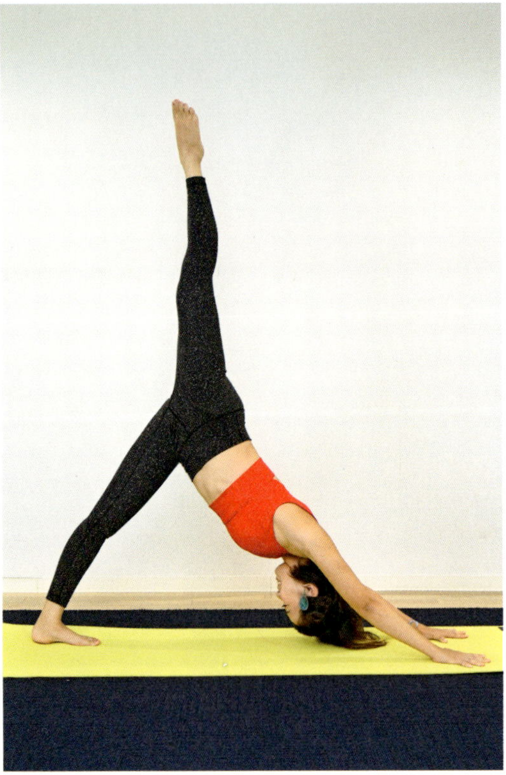

息を吸って、右足をできるだけ高くあげる。この姿勢のまま、3回呼吸する。

❶

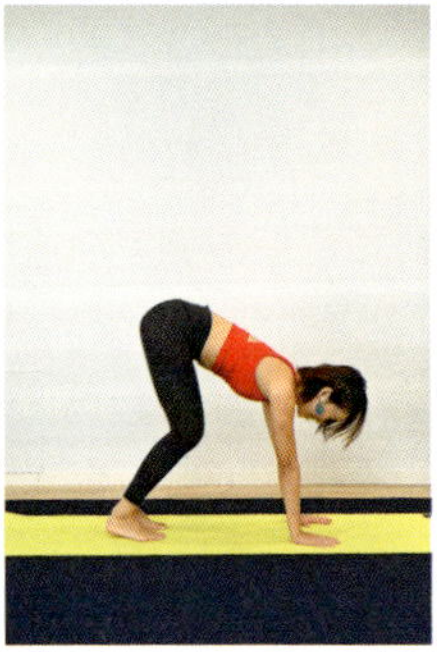

両手を肩幅に開いて床につく。足は腰幅に。

❷

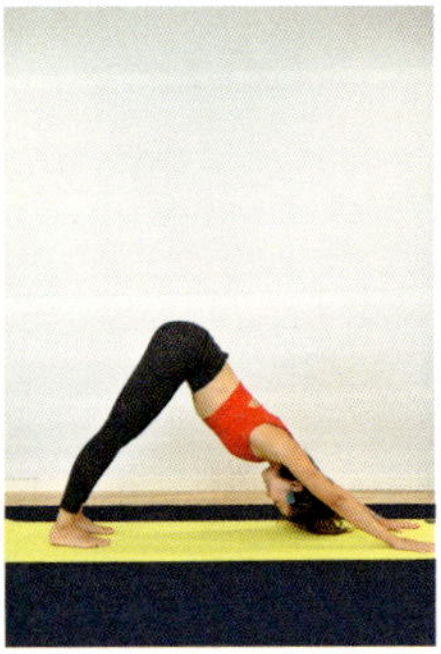

足を後ろに引いて、背筋をのばし、ひざをのばす。

❸

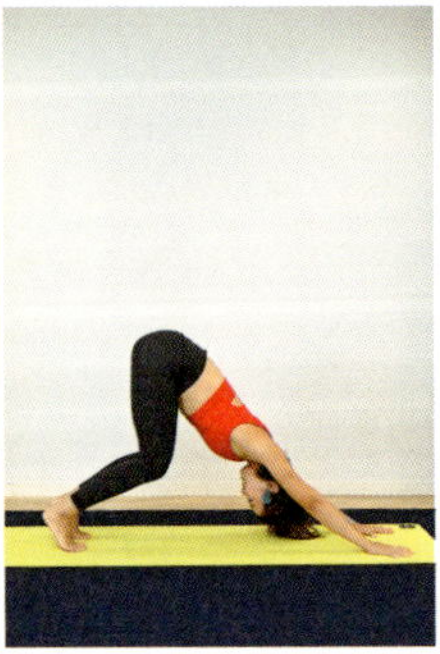

きつい人は、ひざを曲げてもいい。背中をのばすことを優先する。

❹

❺

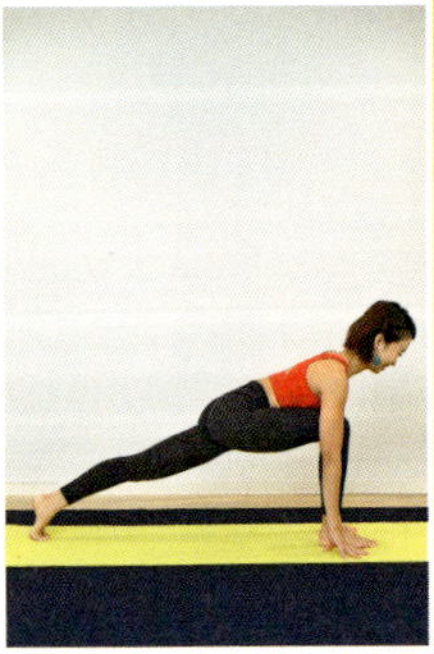

息を吐きながら、右足を右手の内側におく。
「三日月のポーズ」に続く。

立った姿勢で

03

# 三日月のポーズ

❶

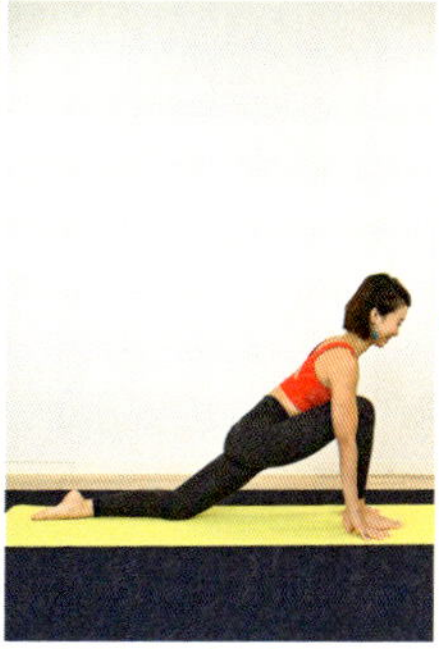

「片足を上げた下向きの犬のポーズ」の❺の体制から、左足のひざを床につき、足の甲をねかせる。

❷

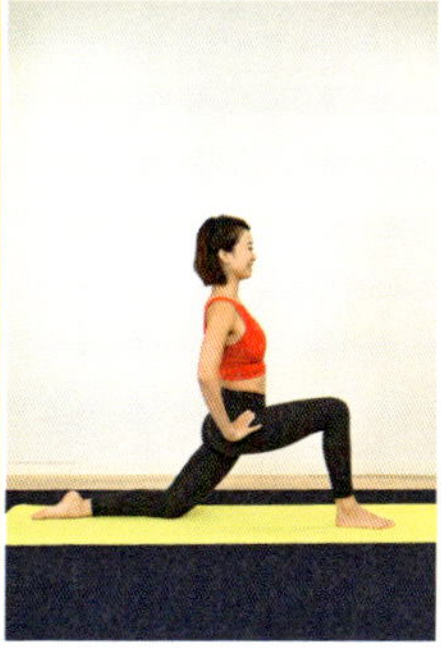

上体を起こし、手は腰におく。

❸

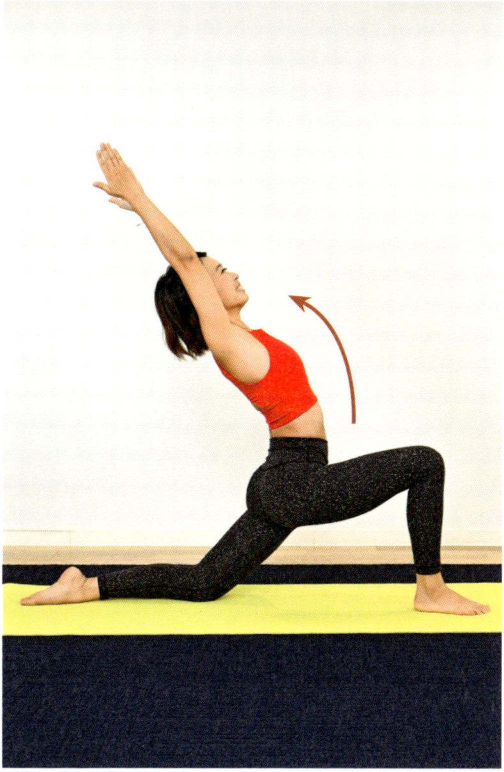

息を吸って両手を前から持ち上げ、後ろに反る。自然に呼吸しながら、この姿勢を３秒キープする。

❹

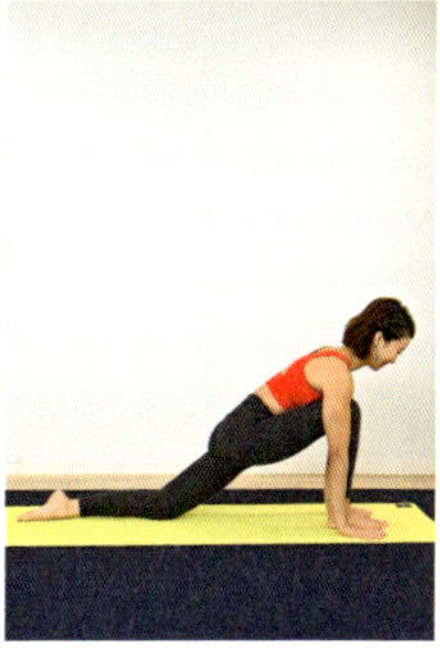

息を吐きながら、❶の姿勢にもどる。「ねじりのポーズ」に続く。

04

# ねじりのポーズ

❶

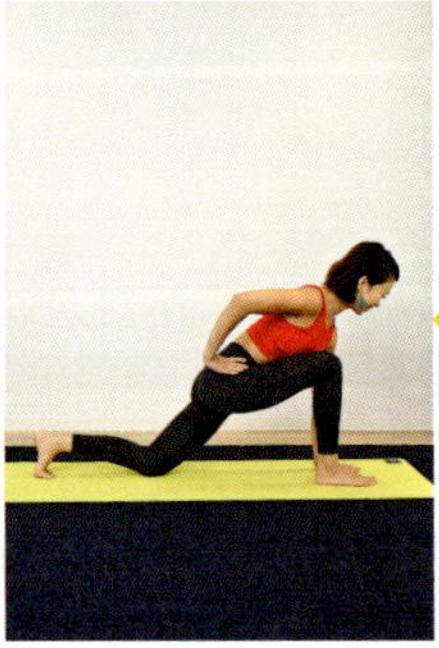

「三日月のポーズ」の❹の体制から、左足のつま先を立て、右手を腰におく。息を吸って背筋をのばす。

❷

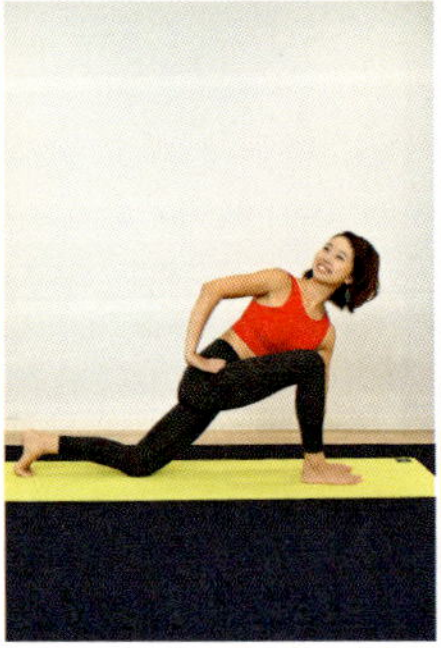

息を吐きながら、上半身を右にひねる。

❸
❹

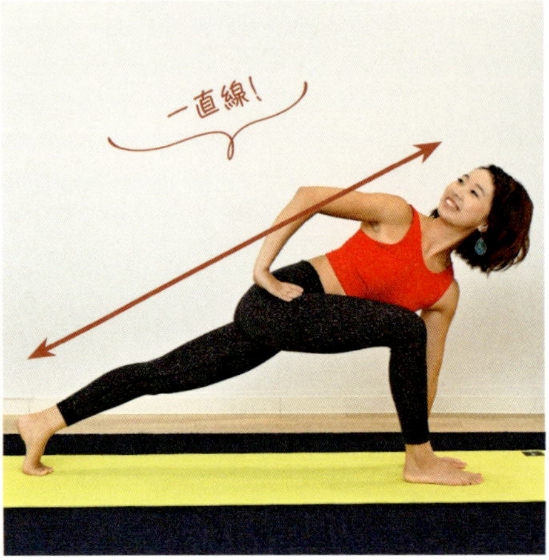


❸
余裕があれば、左ひざを上げて、まっすぐのばす。自然に呼吸しながら、この姿勢を3秒キープする。

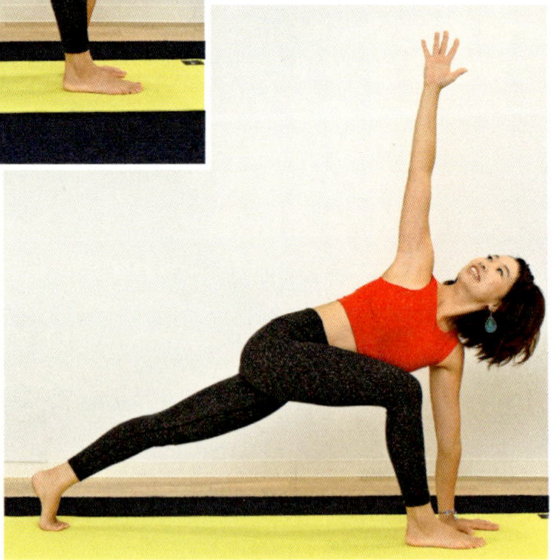

❹
さらに余裕があれば、右手を上に上げる。

❺

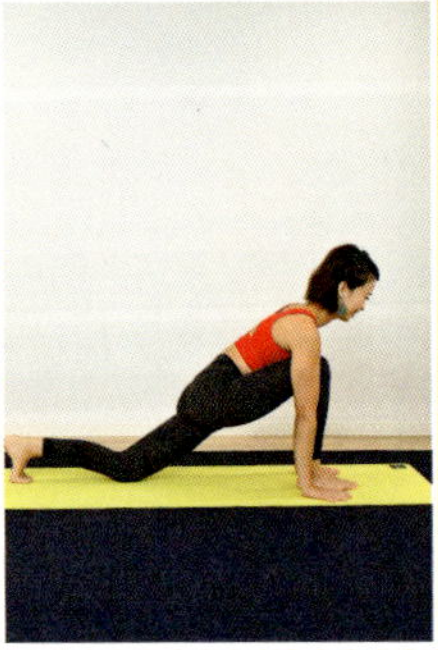

息を吐きながら、ひざと手を床につく。

立った姿勢で

05

# 板のポーズ

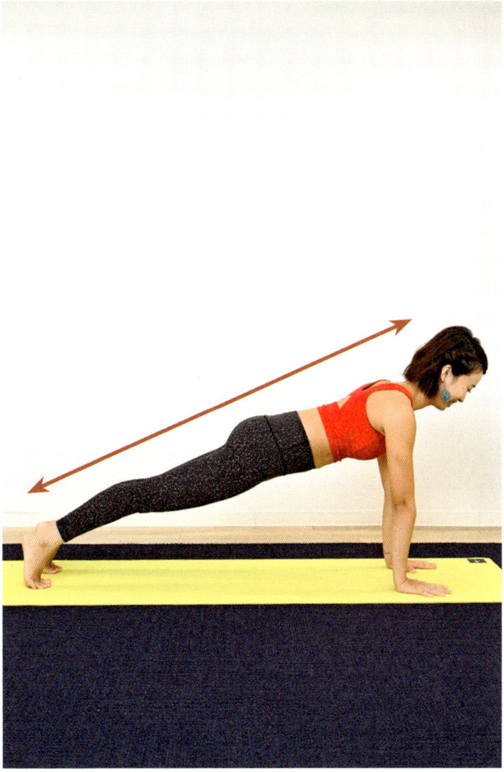

両ひざを持ち上げ、腕立て伏せの形になる。手首の上に肩がくるようにする。頭頂からかかとまで一直線になり、自然に呼吸しながら、3秒キープする。

❷

❶

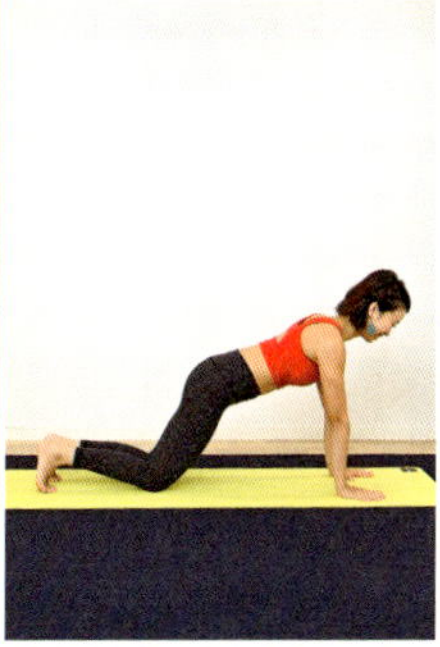

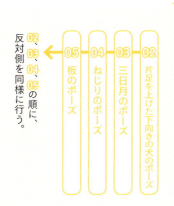

「ねじりのポーズ」の❺の体制から、右足をひいて足をそろえる。

02 片足を上げた下向きの犬のポーズ
03 三日月のポーズ
04 ねじりのポーズ
05 板のポーズ

02、03、04、05の順に、反対側を同様に行う。

立った姿勢で

# 06 前屈のポーズ

❶

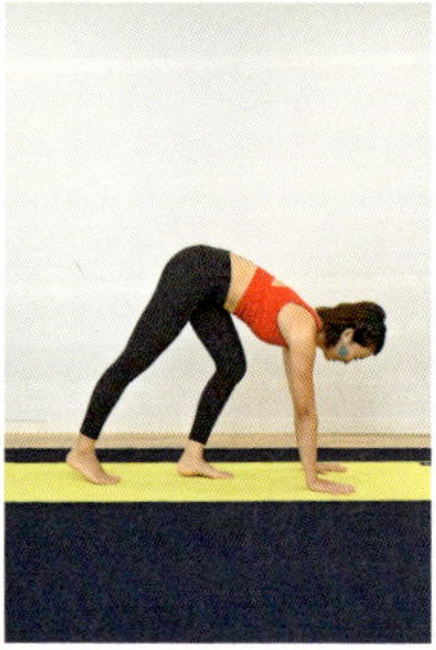

足を前に歩かせる。

❷

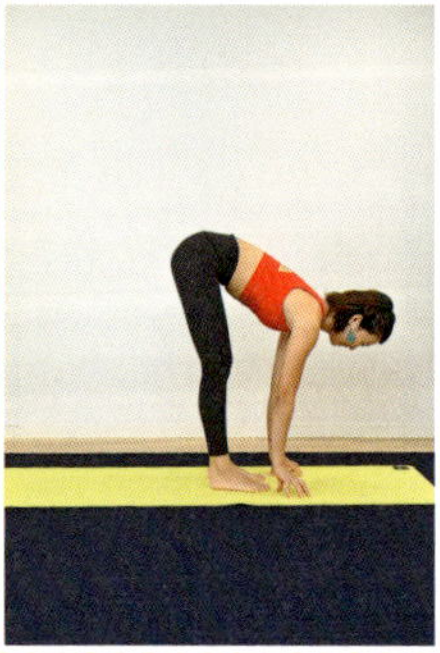

足は腰幅に開く。

❸

頭を下げて前屈する。自然に呼吸しながら、この姿勢を3秒キープする。

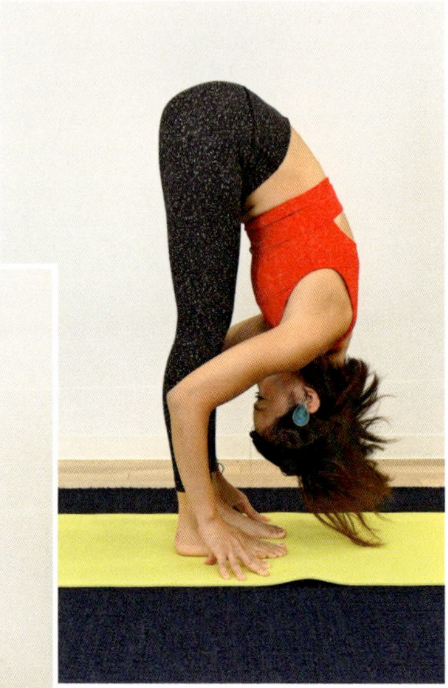

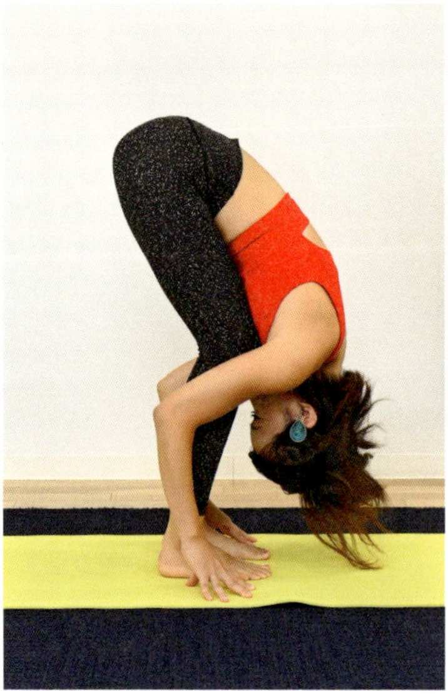

きつい人は、ひざを曲げてもいい。

❹

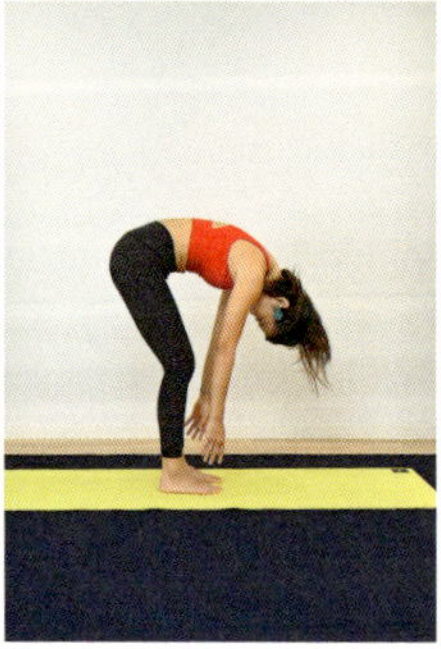

おへそを見ながら起き上がる。

《シャバーサナ》

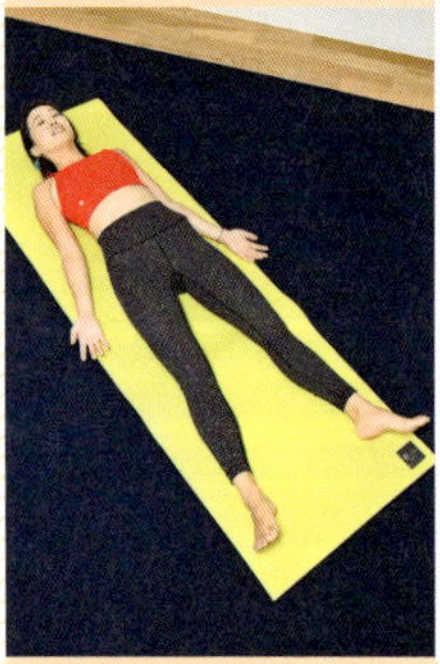

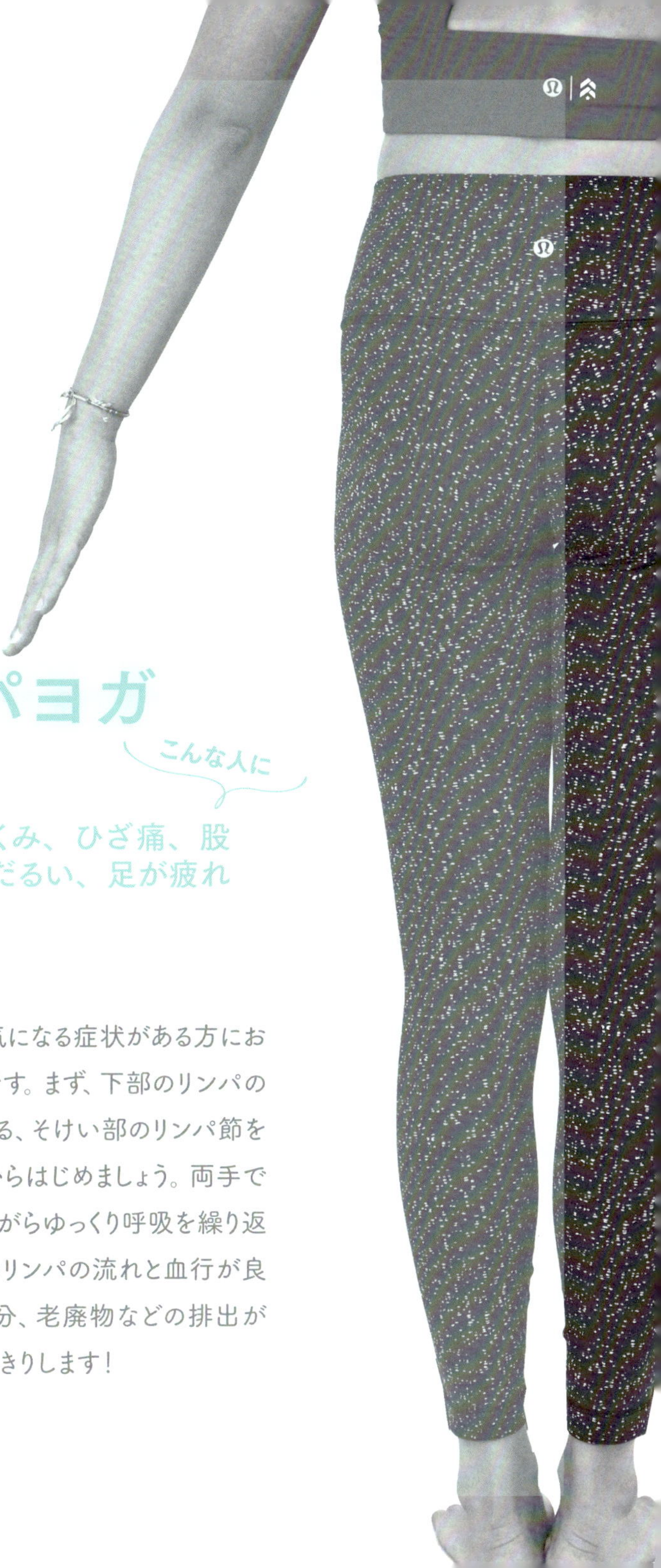

# 下半身のリンパヨガ

こんな人に

足の冷え、むくみ、ひざ痛、股関節痛、足がだるい、足が疲れやすいなど。。。

主にからだの下部に気になる症状がある方におすすめのリンパヨガです。まず、下部のリンパの大事な中継地点である、そけい部のリンパ節を十分に意識することからはじめましょう。両手で足のつけ根をさすりながらゆっくり呼吸を繰り返すことで、そのあたりのリンパの流れと血行が良くなります。余分な水分、老廃物などの排出が促され、足元からすっきりします！

まず、ここから

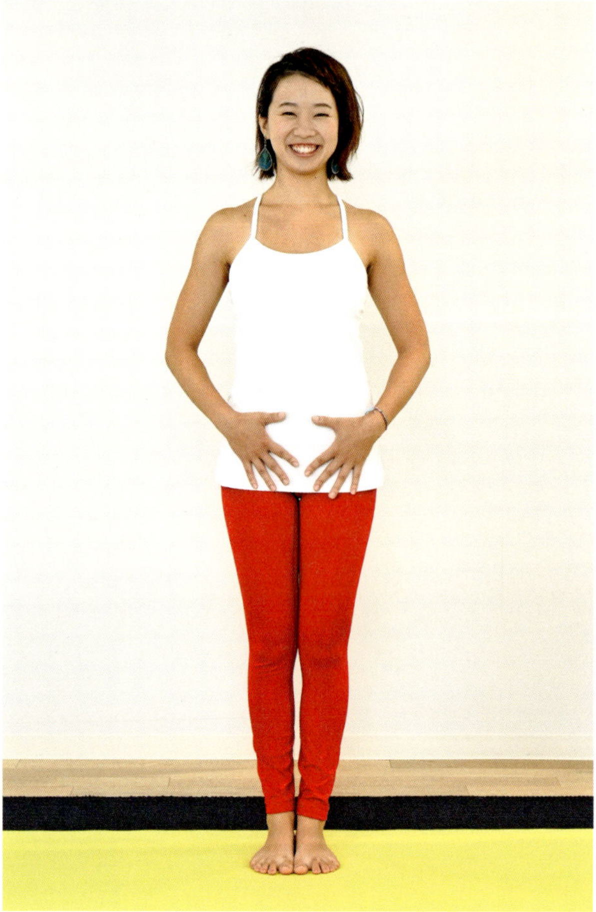

◎呼吸

そけい部(足のつけ根)をさすり、そこに意識を向けながら、ゆっくりと自然に5〜10回呼吸する。

立った姿勢で

# 01 そけい部をのばすポーズ

❶

足をそろえて、まっすぐ立つ。両手は腰に。

❷

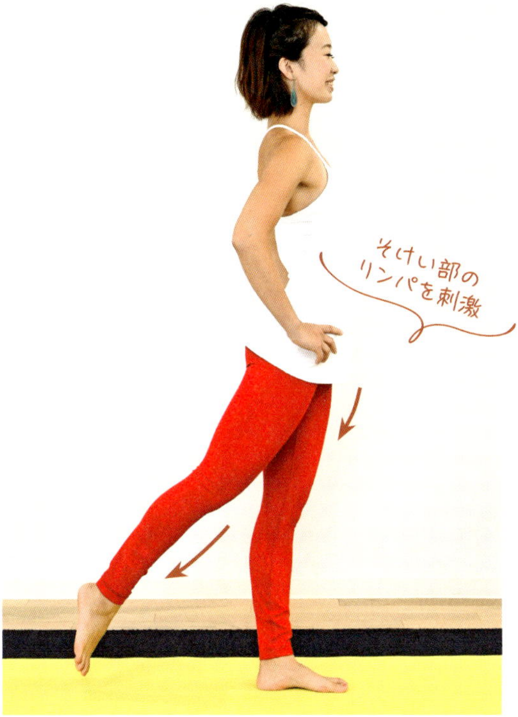
そけい部のリンパを刺激

ひざとつま先をのばしたまま、息を吸いながら右足を後ろに引く。あくまで片足を引くだけで、重心が前のめりにならないように注意。この姿勢のまま、3回呼吸する。

❸

息を吐きながら、元の姿勢にもどる。

❹

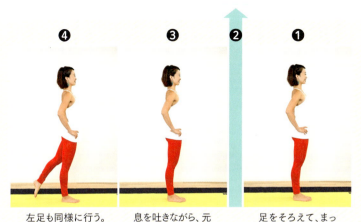

左足も同様に行う。

# 02 8の字股関節回しのポーズ

❶

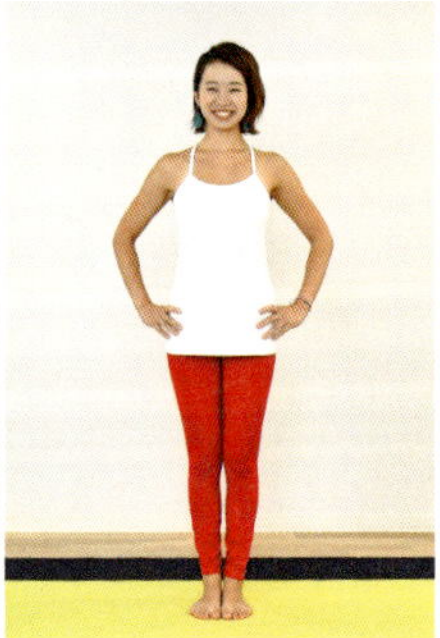

足をそろえて、まっすぐ立つ。両手は腰に。

❷

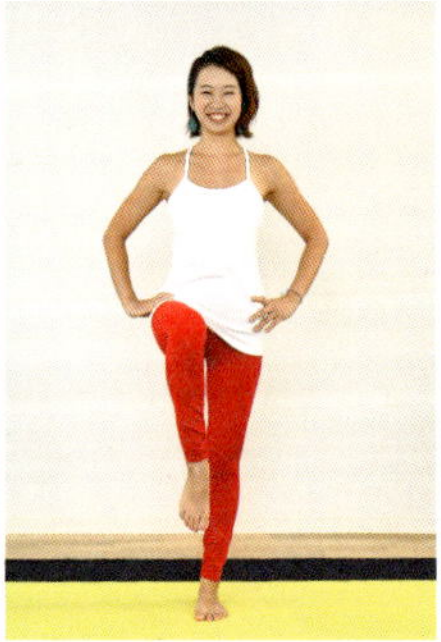

右ひざを腰の高さまで持ち上げる。

❸

右ひざで、8の字を描くように股関節から動かす。このとき、上半身は動かないように注意する。

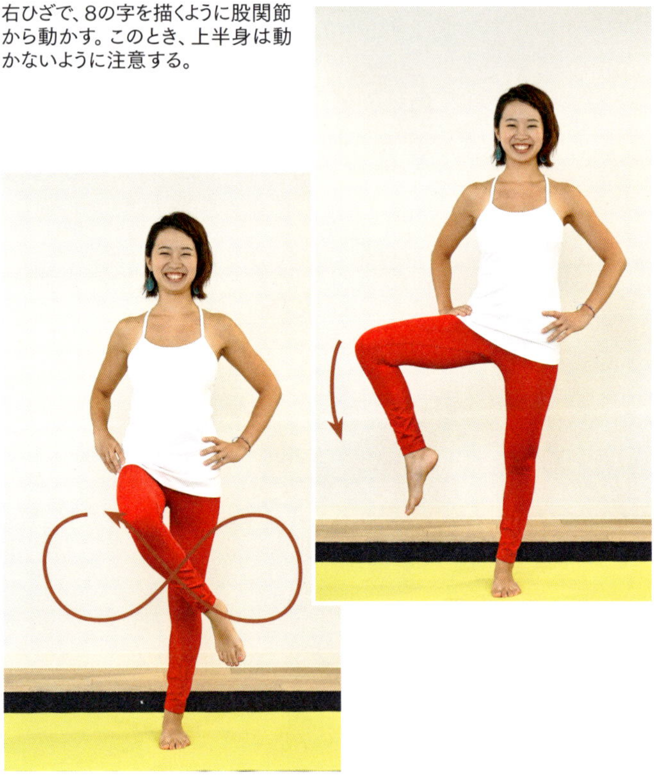

❹

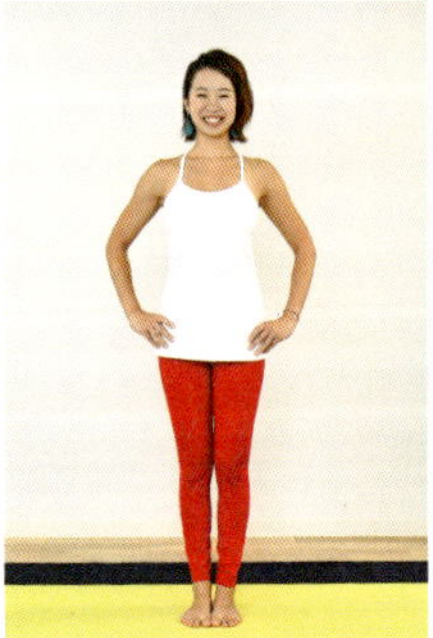

足をそろえ、元の姿勢にもどる。左足も同様に行う。

立った姿勢で

# 03 わしのポーズ

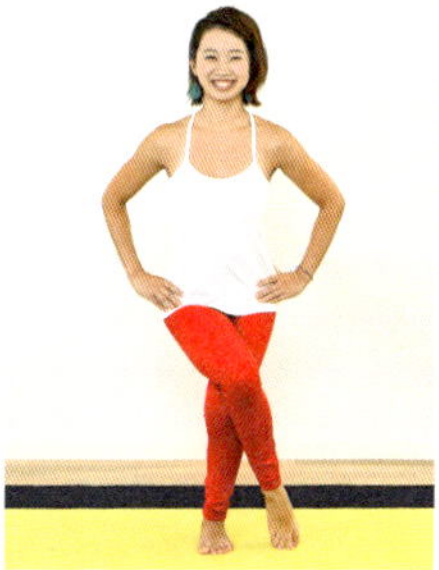

❶

両ひざを軽く曲げ、右足を左足の上にかけ、右の足先を地面に着く。

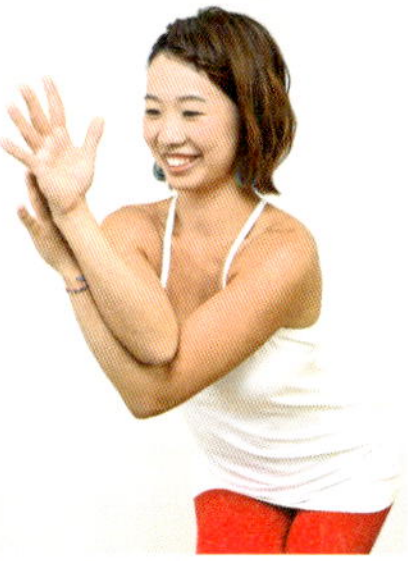

❷

右手を上に両手を深くクロスしてひじをかけ、左右の手の甲を合わせる。

❸❹

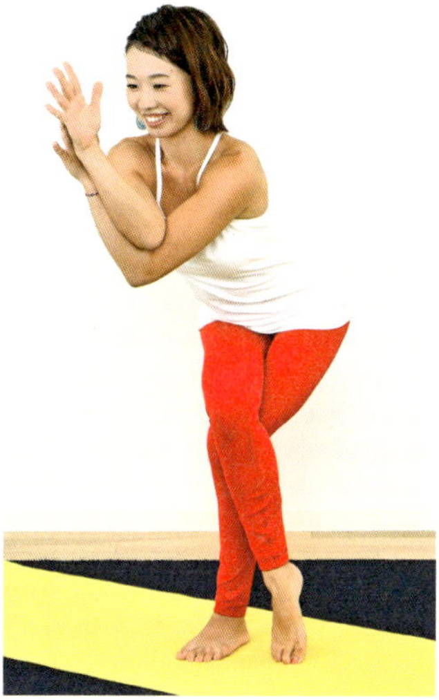

❸

息を吐きながらお尻を後ろにひき、上半身を前に倒す。自然に呼吸しながら、この姿勢を3秒キープする。

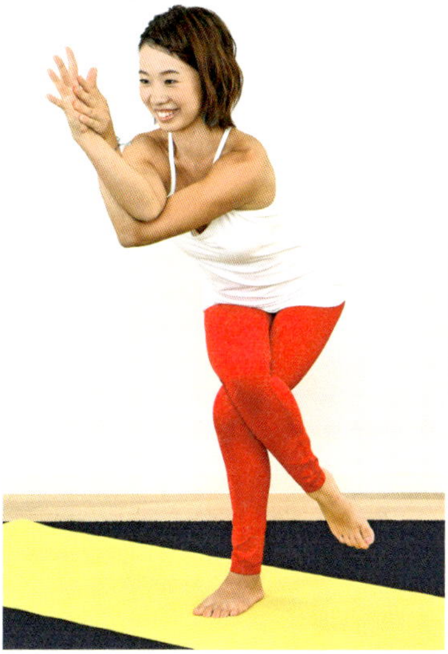

❹

余裕があれば、左右の手のひらを合わせ、右足を浮かせる。

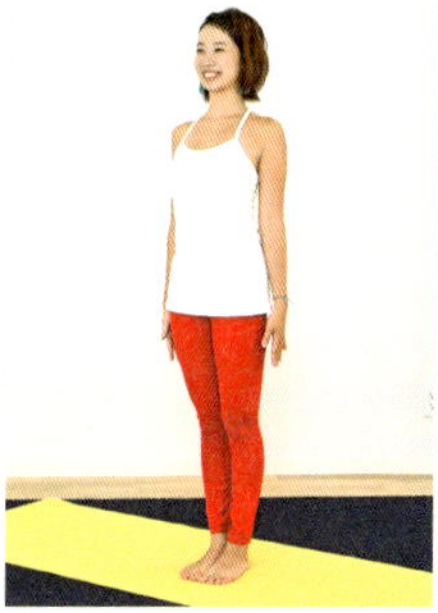

❺

息を吸いながら上体を起こし、左の足をのばす。息を吐きながら手足をほどき、足をそろえてまっすぐに立つ。反対側も同様に行う。

# 04 戦士のポーズII

❶

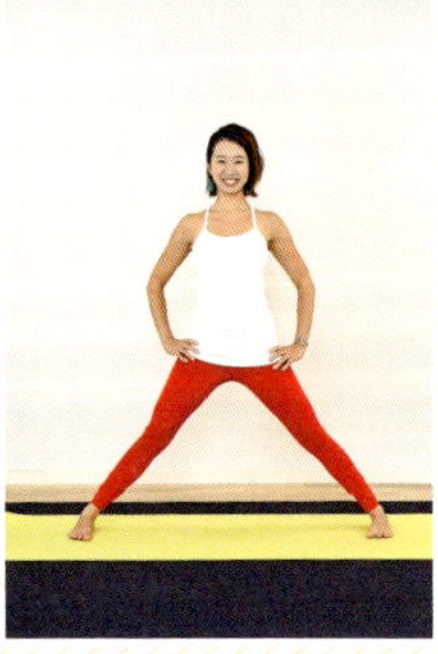

手を腰におき、足を開く。足先はまっすぐ正面に。

❷

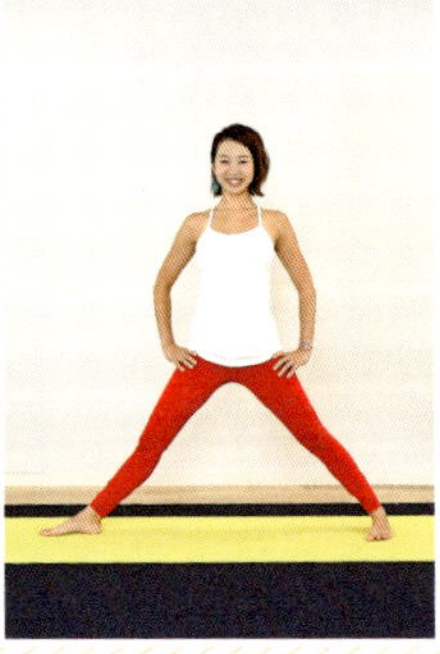

右足を90度外に、左足のつま先を少し内側に向ける。

❸

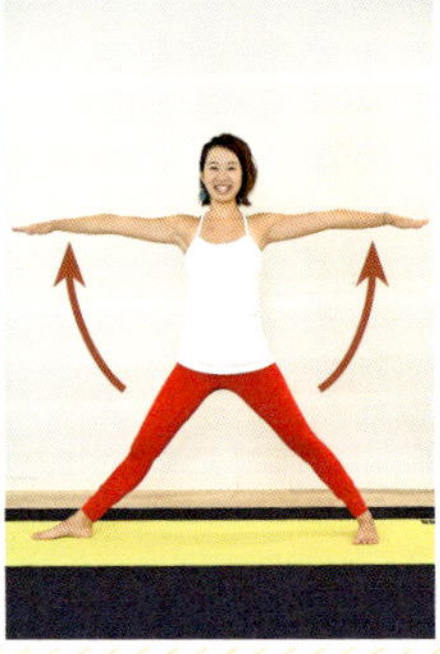

息を吸いながら両手を肩の高さに上げる。

❹

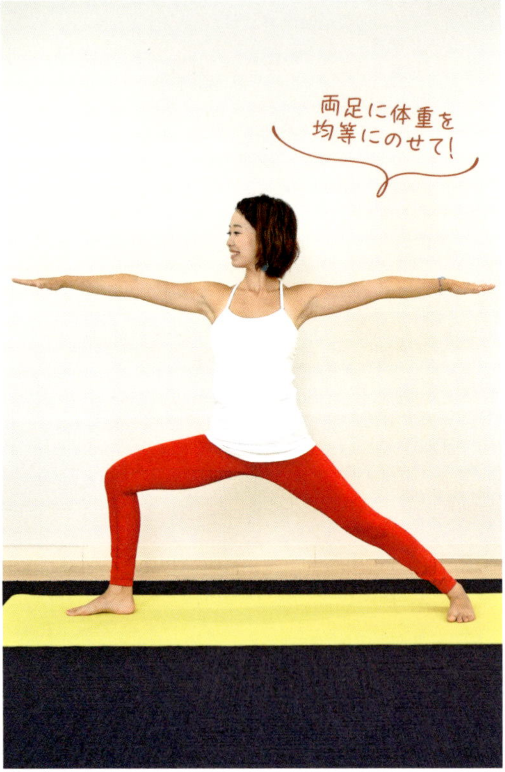


息を吐きながら、右ひざを曲げる。このとき、右ひざがかかとの上にくるように注意する。視線は右手の先に。自然に呼吸しながら、この姿勢を3秒キープする。

❺

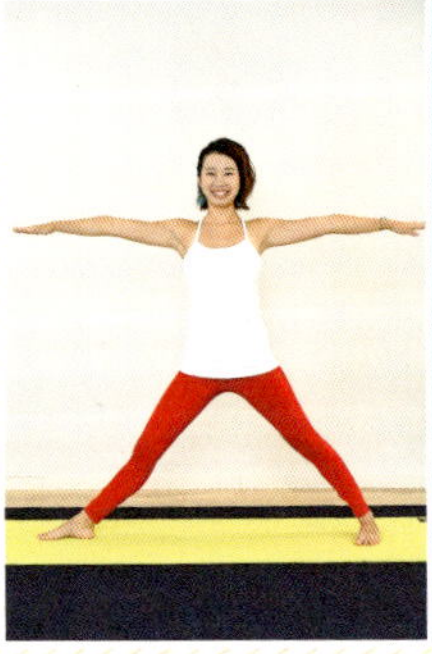

息を吸いながらひざを伸ばし、吐いて手をおろす。反対も同様に行う。

立った姿勢で

# 05 三角のポーズ

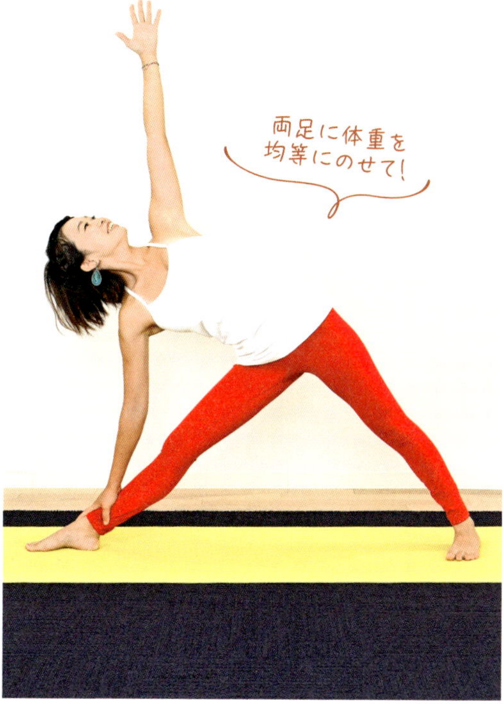
両足に体重を
均等にのせて!

息を吸いながら、左手を天井にのばす。視線も天井に。自然に呼吸しながら、この姿勢を3秒キープする。

❶

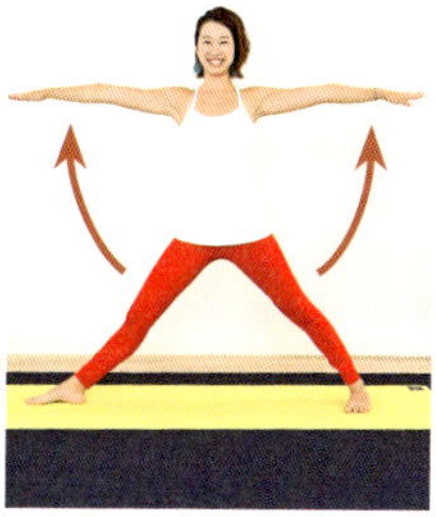

右足を90度外に、左足のつま先を少し内側に向け、息を吸いながら両手を肩の高さに上げる。

❷

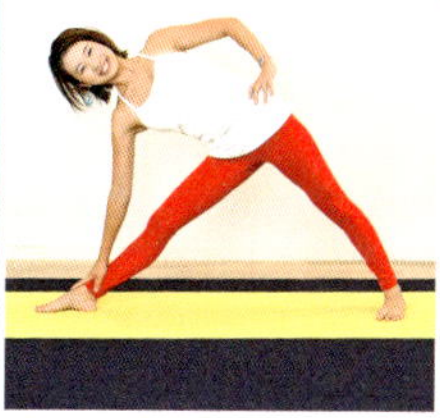

息を吐きながら体を右に倒す。右手は足首かすねに、左手は腰におく。

❸

❹

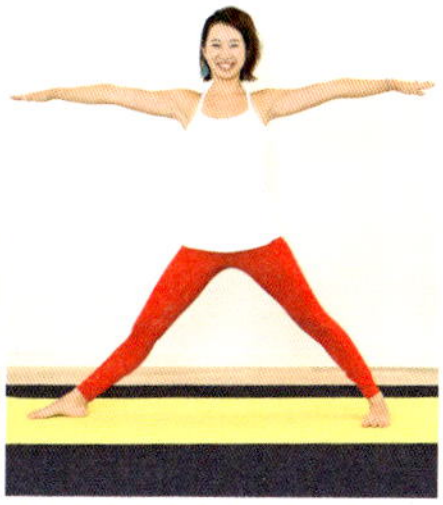

息を吸いながら起き上がる。

❺

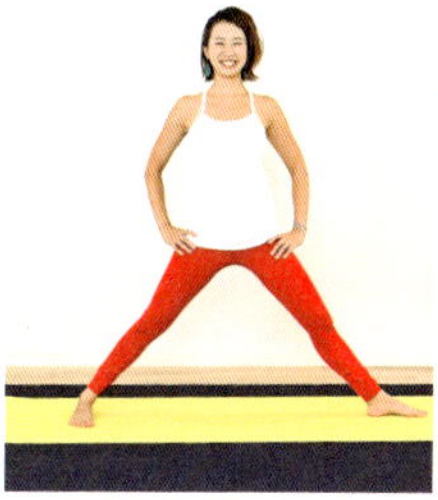

息を吐いて手を腰におく。反対も同様に行う。

# 06 イスのポーズ

❶

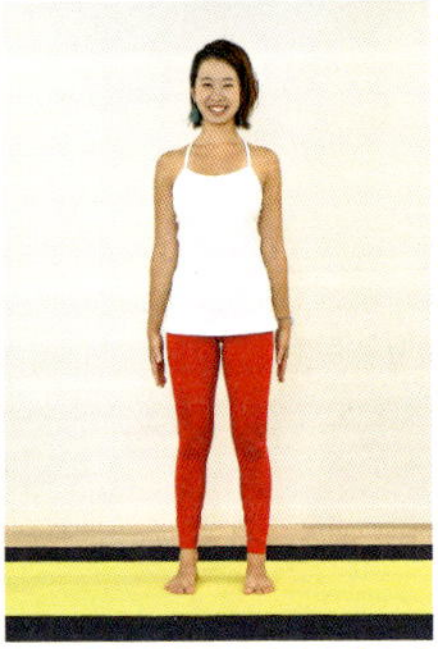

足を腰幅に開いて立つ。

❷

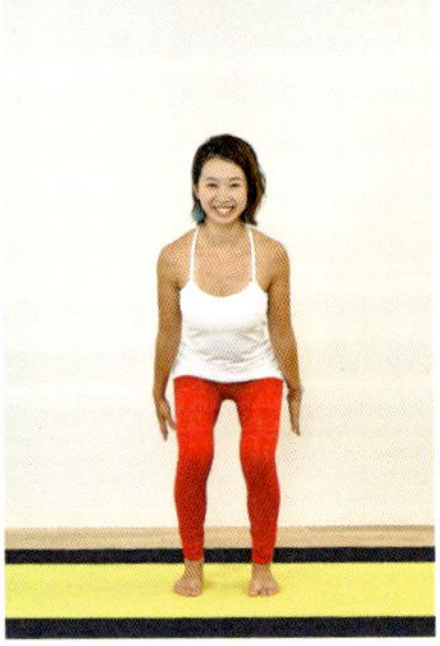

お尻を後ろにひいて、ひざを軽く曲げる。ひざがつま先より前に出ないように注意する。

❸

息を吸いながら両手を前から持ち上げる。息を吐いて肩の力を抜く。自然に呼吸しながら、この姿勢を3秒キープする。

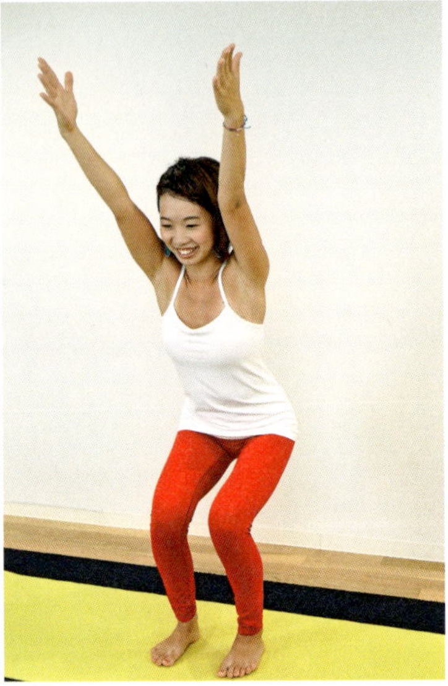

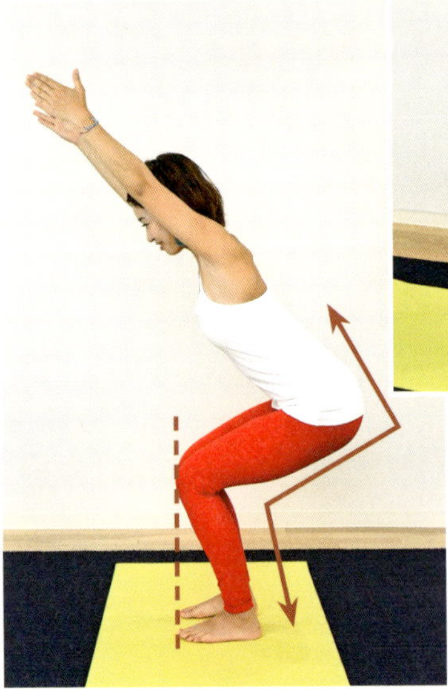

❹

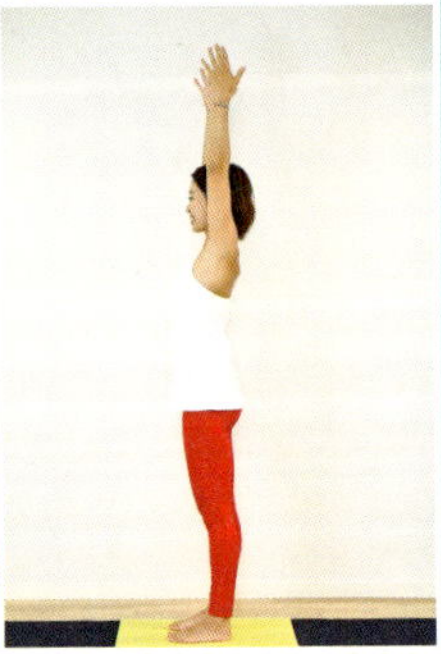

息を吸ってひざをのばす。

❺

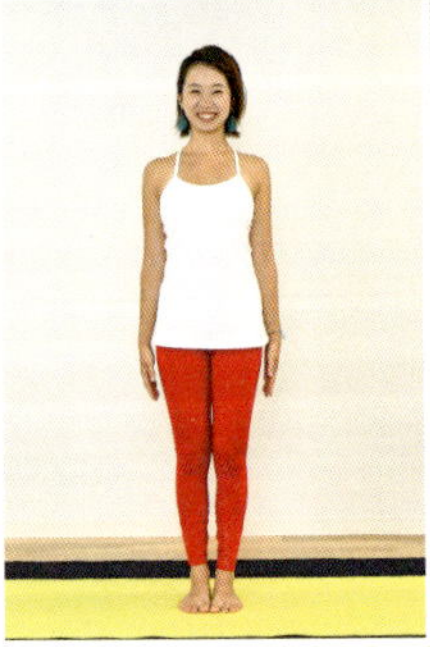

息を吐いて、手をおろす。

立った姿勢で

# 07 下向きの犬のポーズ

❶

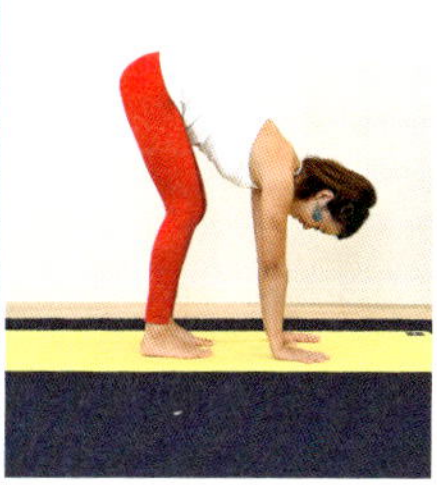

足をそろえ、両手を床につく。

❷

左右の足を順番に後ろに引いて、背筋を伸ばす。このとき、手は肩幅、足は腰幅に開く。自然に呼吸しながら、この姿勢を3秒キープする。

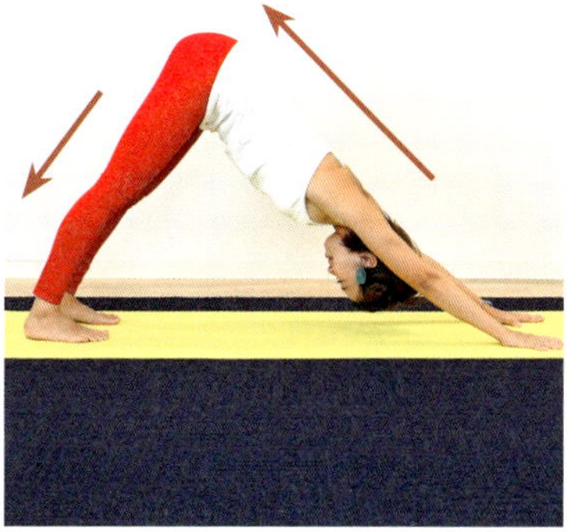

太ももの裏やふくらはぎがのびるところでOK

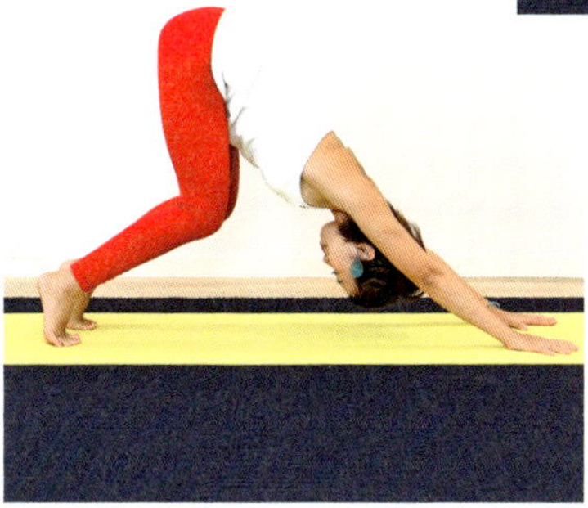

つらい人は、ひざを曲げて、つま先立ちで行う。

❸

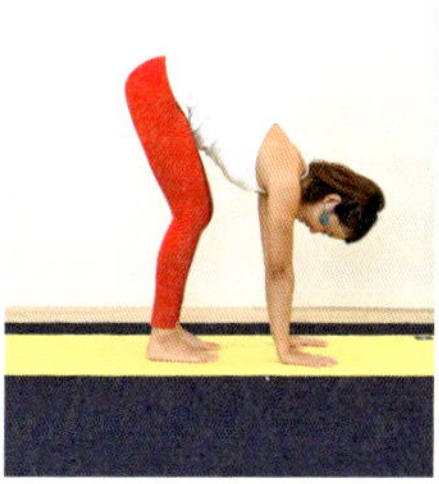

息を吸いながら足を前に歩かせる。

❹

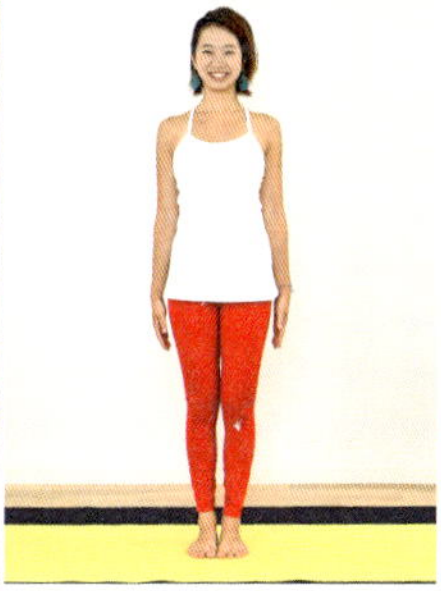

息を吐きながらまっすぐに立つ。

《シャバーサナ》

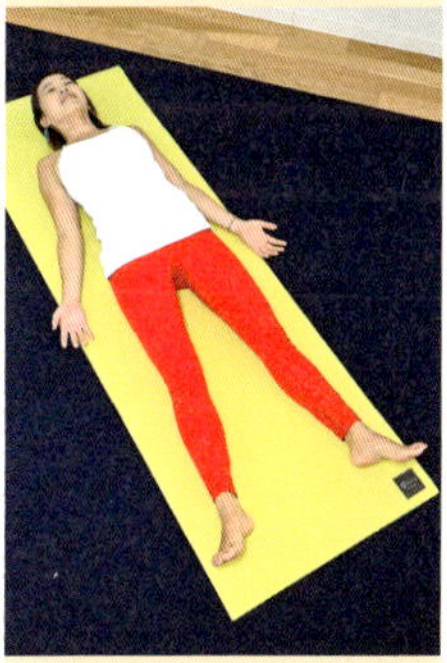

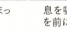

まず、ここから

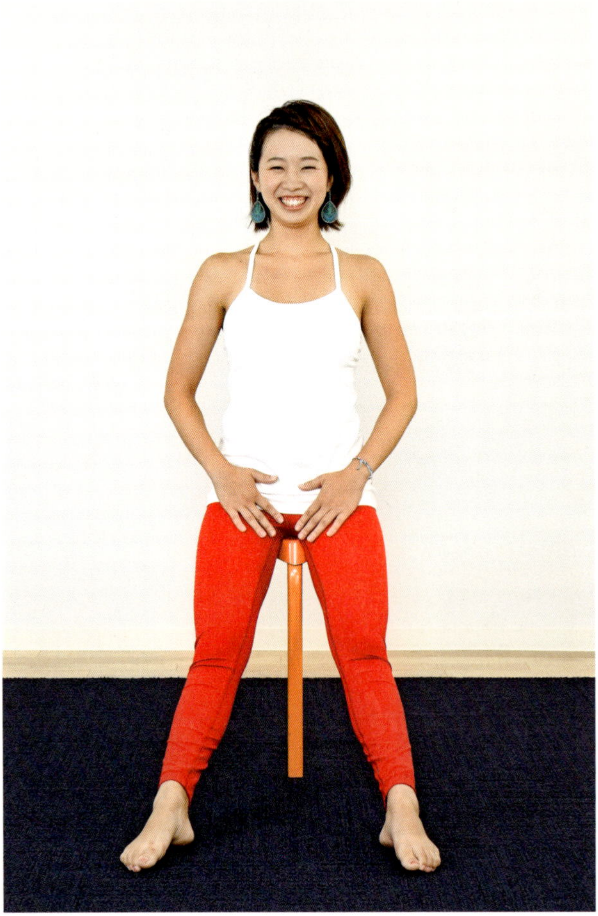

◎呼吸

そけい部(足のつけ根)をさすり、そこに注意を向けながら、ゆっくりと自然に5～10回呼吸する。

イスに座って

# 01 ワイパーのポーズ

❶

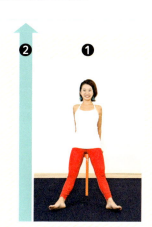

イスに浅く座って手を後ろの座面におき、足を前にのばす。

❷

かかとを軸にして、足をワイパーのように動かす。股関節から足全体を動かすように意識する。呼吸にあわせて、1〜2分ほど行う。

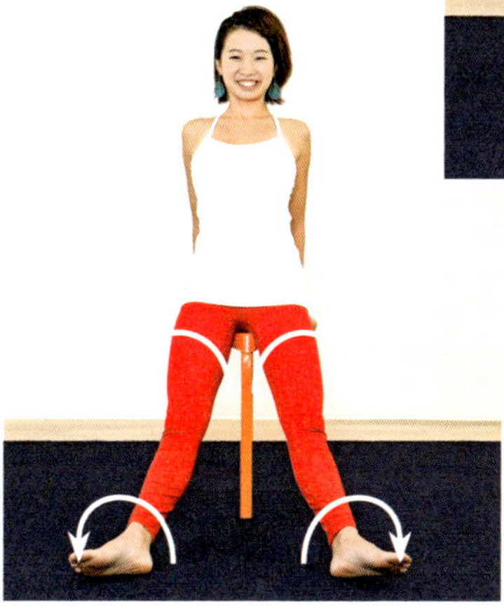

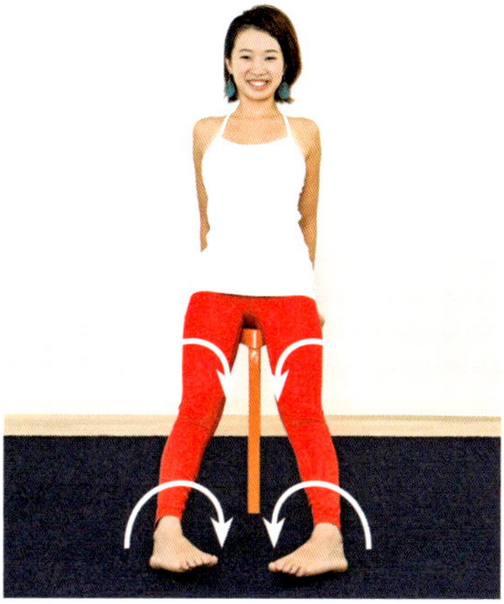

## 02

# 足首の曲げ伸ばしのポーズ

❶

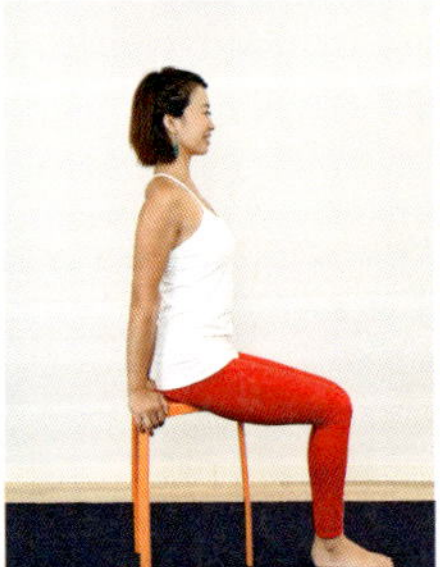

ひざを直角に曲げて座る。

❷

つま先立ちになり、足の甲をのばす。

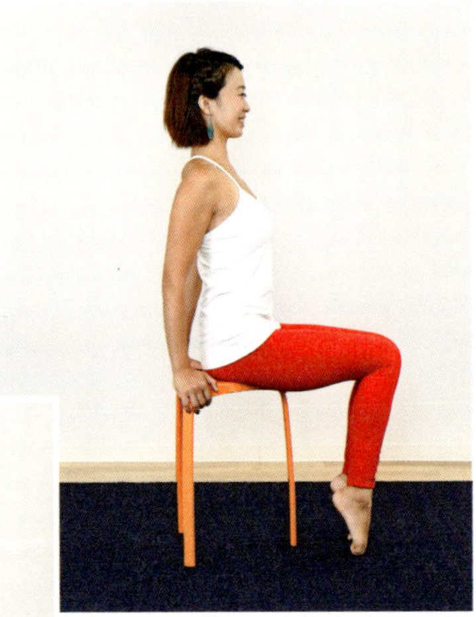

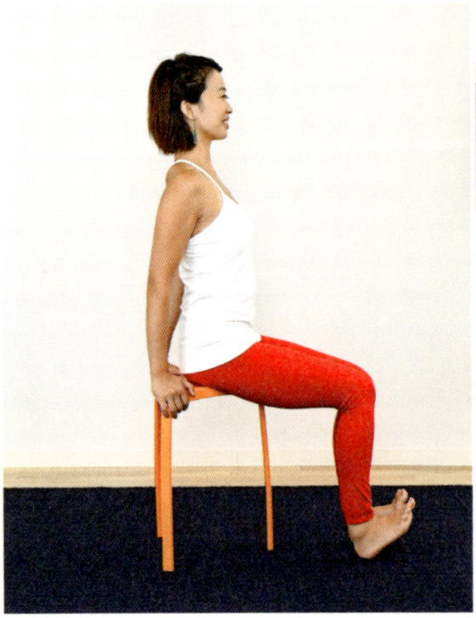

❸

かかとを床につけて、つま先を天井に向けようとする。
❷と❸を呼吸にあわせて、1～2分ほど繰り返す。
それぞれ、ふくらはぎとすねに力が入るところまで、曲げ伸ばしする。

イスに座って

# 03 前そけい部をのばすポーズ

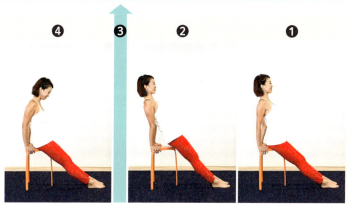

❶

イスに浅く座って手を後ろの座面におき、足を前にのばして足の裏を床につける。

❷

イスからお尻を浮かせていく。

❸

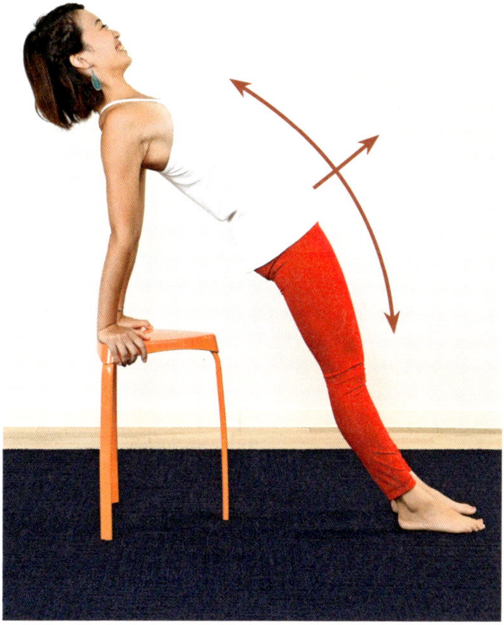

息を吸いながら、そけい部を前に押し出す。自然に呼吸しながら、この姿勢を3秒キープする。

❹

息を吐きながらイスにお尻をもどす。

# 04

# 片足のばし前屈のポーズ

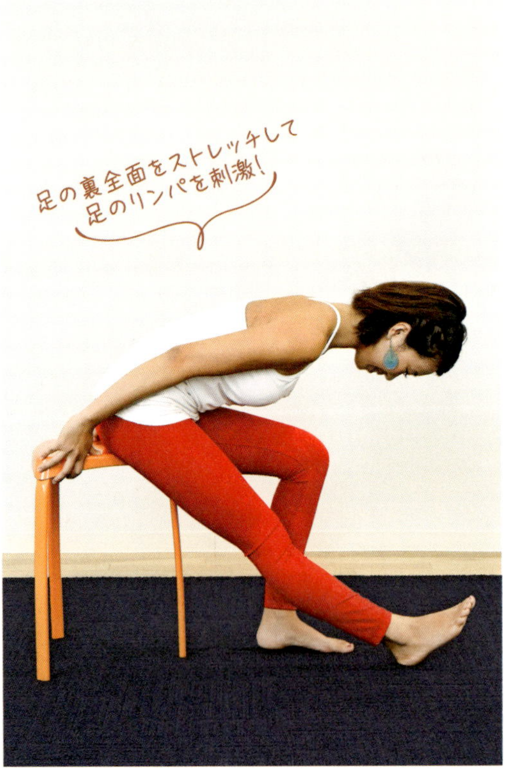
足の裏全面をストレッチして
足のリンパを刺激！

息を吐きながら、上半身を前に倒す。手はイスにおいたまま。自然に呼吸しながら、この姿勢を3秒キープする。

❶

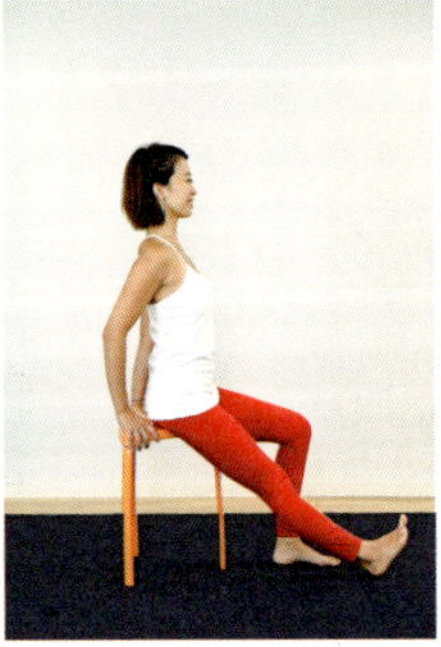

背筋をのばして座り、左足を直角に曲げ、右ひざはのばしてつま先を天井に向ける。

❷

❸

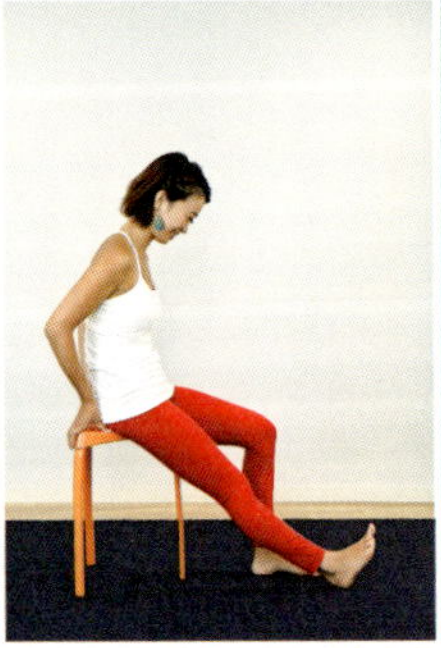

息を吸いながら、起き上がる。

❹

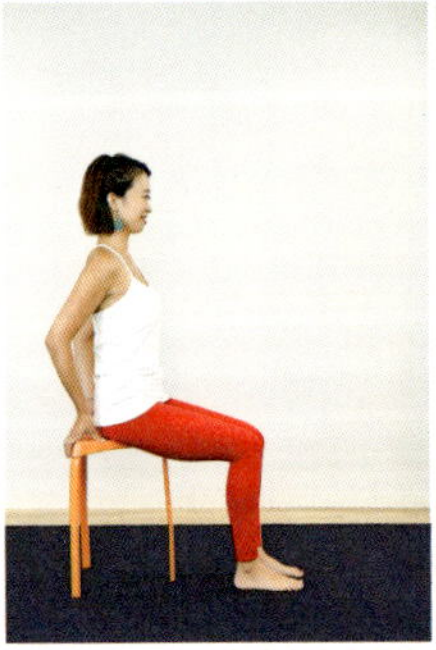

息を吐いて、右足をひいて、両足をそろえる。反対も同様に行う。

イスに座って

05

# お尻の筋肉をのばすポーズ

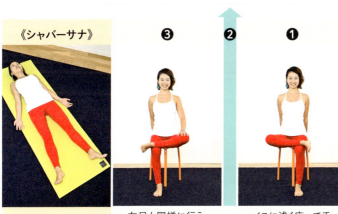

❶

イスに浅く座って手を後ろの座面におき、右の足首を左足のももにのせる。

❷

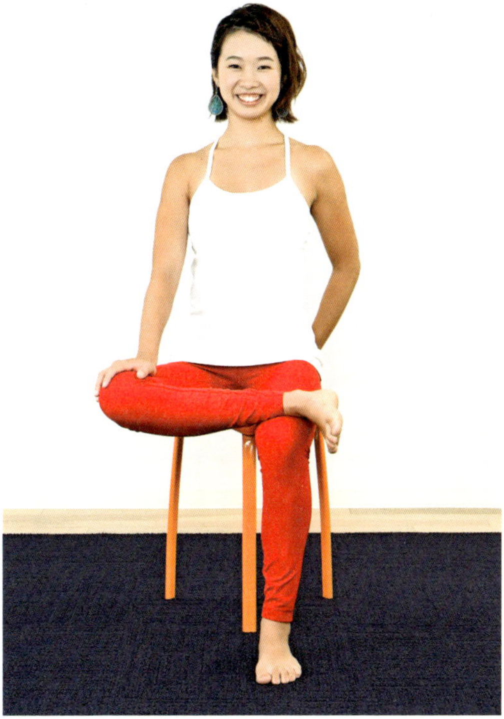

右手で右ひざを軽く押す。自然に呼吸しながら、この姿勢を3秒キープする。

❸

左足も同様に行う。

《シャバーサナ》

まず、ここから

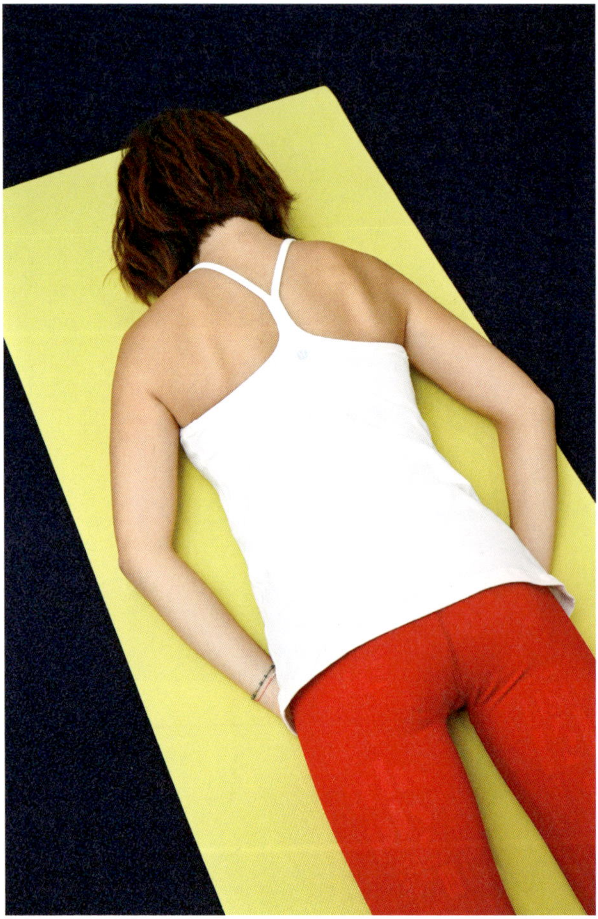

◎呼吸

うつ伏せになり、そけい部（足のつけ根）に手のひらを当て、そこに意識を向けながら、ゆっくりと自然に5～10回呼吸する。

寝たままで

01

# バッタのポーズ

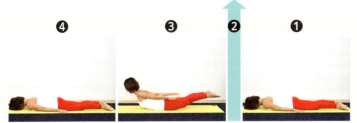

❶

おでこを床につけて、うつ伏せになる。足は腰幅に開き、つま先はまっすぐのばす。手は手のひらを床にむけて、体側におく。

❷

息を吸いながら、背中を反るように上半身を持ち上げる。
腰に負担がなければ、足も持ち上げる。

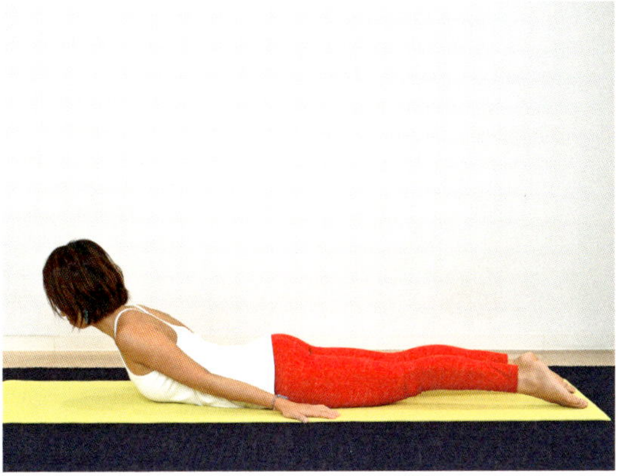

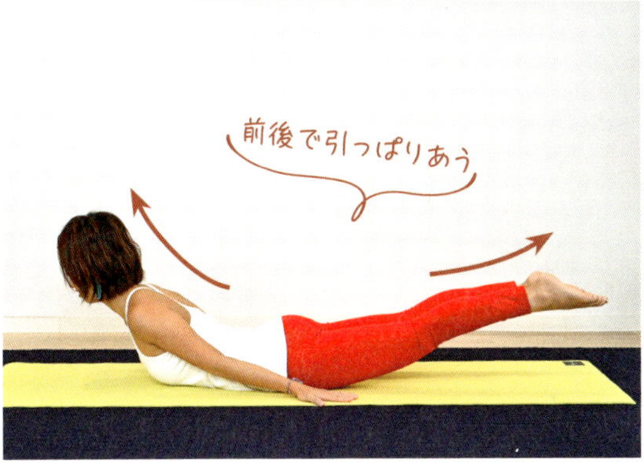


❸

腰に負担がなければ、腕も持ち上げる。

❹

❷か❸の姿勢で、2回呼吸して、元の姿勢にもどる。

# 02 半分の弓のポーズ

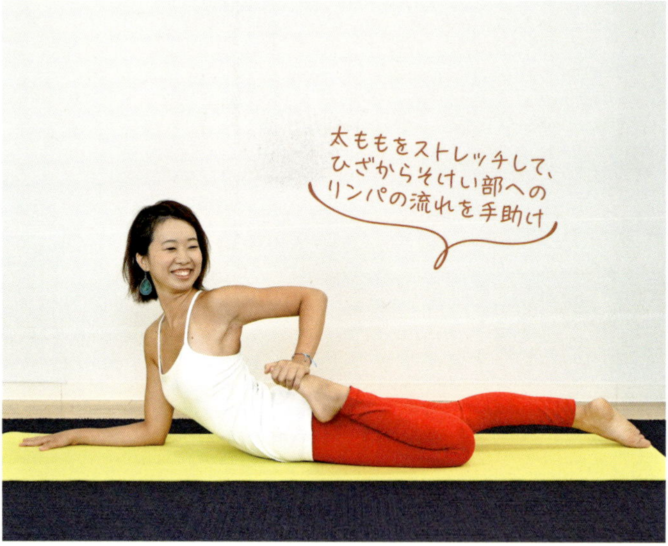
太ももをストレッチして、
ひざからそけい部への
リンパの流れを手助け

左足のかかとをお尻に近づけながら、左に振り返る。自然に呼吸しながら、この姿勢を3秒キープする。うつ伏せにもどり、反対も同様に行う。

❶

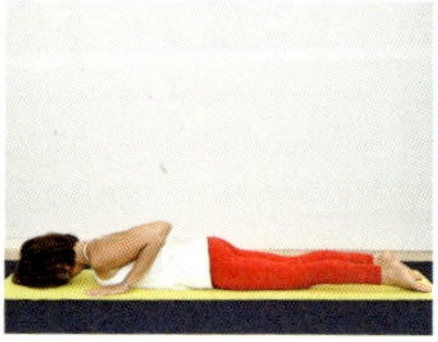

両手を顔の横におく。

❷

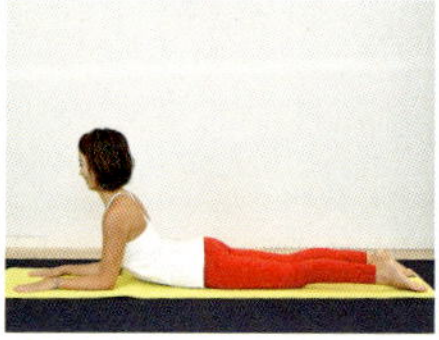

床を押して上半身を起こし、ひじを肩の真下にくるようにつく。

❸

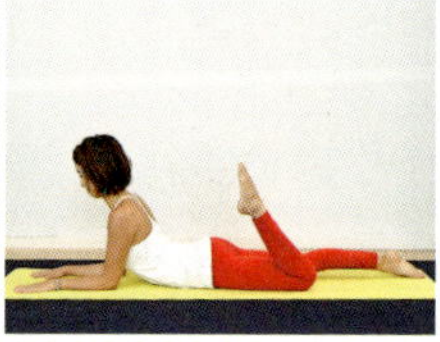

左ひざを曲げる。

❹

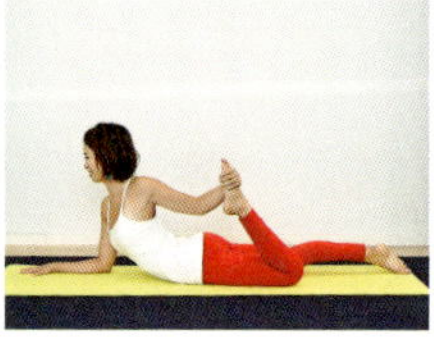

左手で足の甲を足の親指側からつかむ。

❺

寝たままで

03

# 股関節を開くポーズ

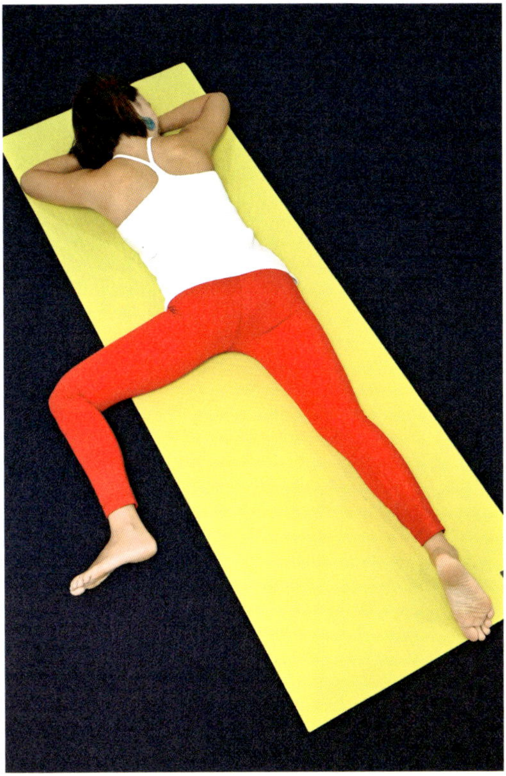

左足を90度に曲げて、横に出す。自然に呼吸しながら、この姿勢を３秒キープする。

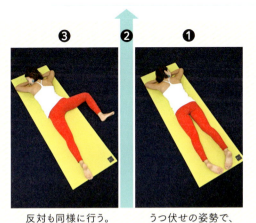

❶

うつ伏せの姿勢で、重ねた両手に左の頬をおいて右を向く。

❷

❸

反対も同様に行う。

# 04

# 仰向けのねじりのポーズ

❶

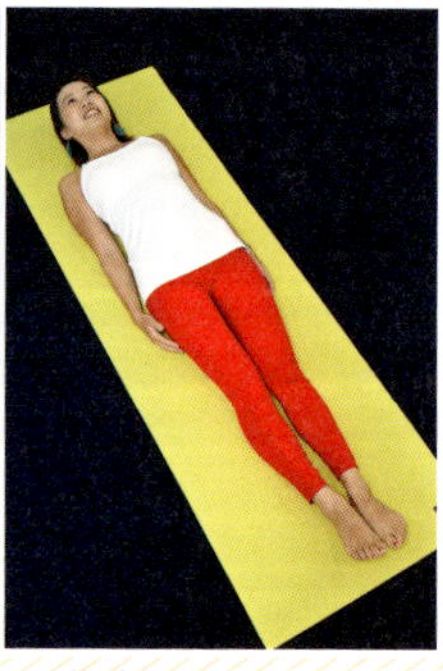

仰向けになり、足をそろえる。

❷

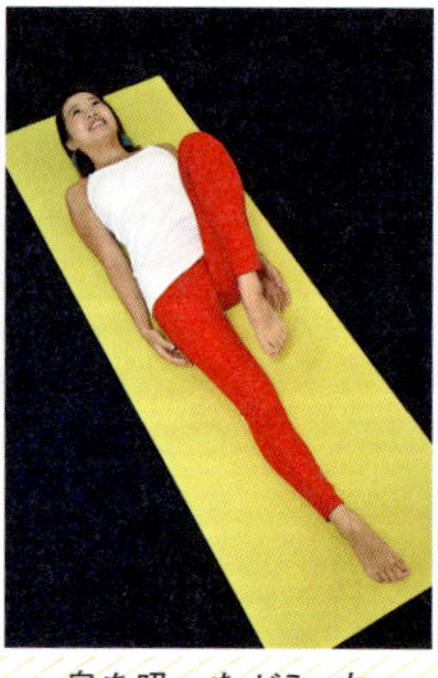

息を吸いながら、左ひざを胸に引き寄せる。

❸

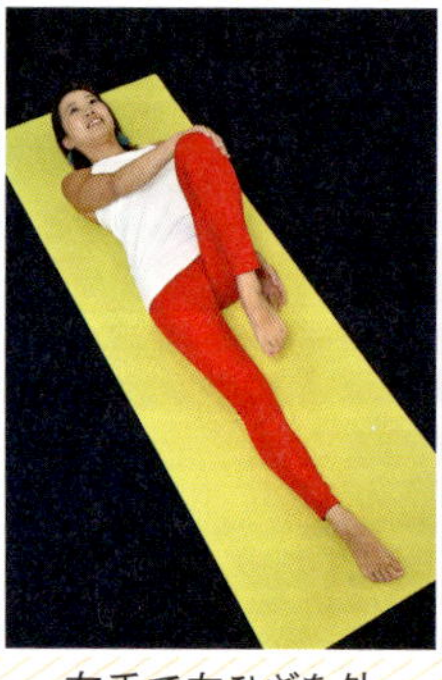

右手で左ひざを外側からつかむ。

❹

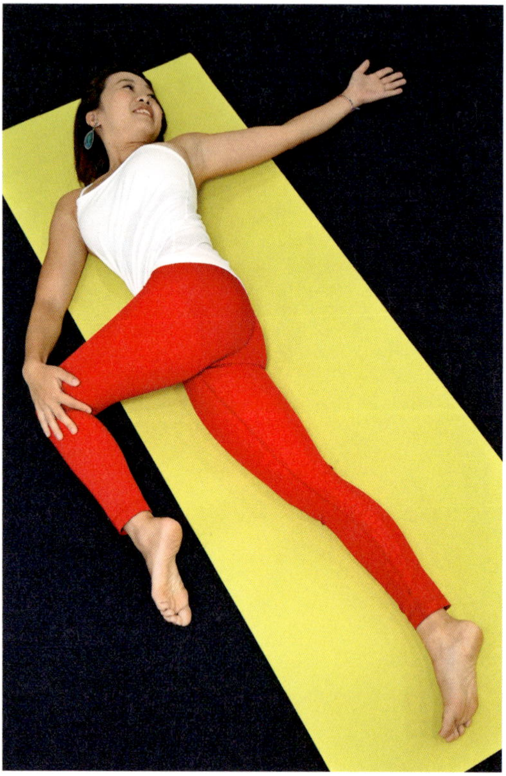

息を吐きながら、左ひざを右に倒す。左手は肩の高さでのばし、視線は左手の先に。自然に呼吸しながら、この姿勢を３秒キープする。

❺

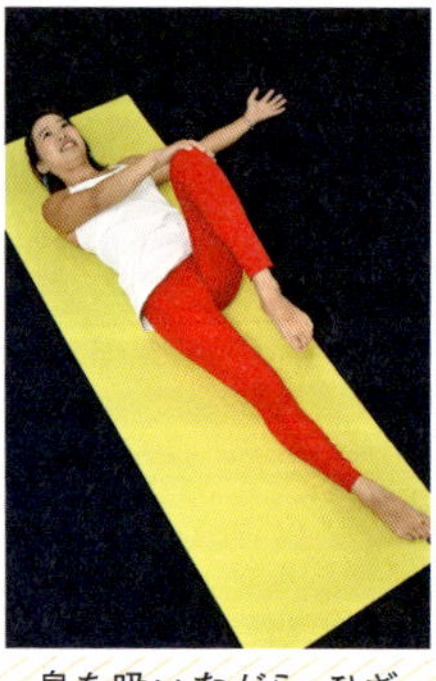

息を吸いながら、ひざと顔を中央にもどして、吐きながら元の仰向けの姿勢にもどる。反対も同様に行う。

寝たままで

# 05 針に糸を通すポーズ

❶

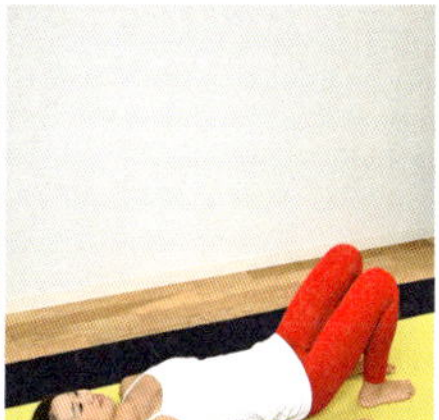

両ひざを立てる。

❷

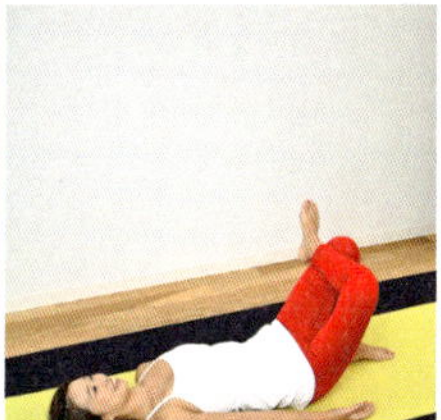

右の足首を左のももにのせる。

❸

足の間に右手を入れ、左足のすねを両手でつかむ。自然に呼吸しながら、この姿勢を3秒キープする。

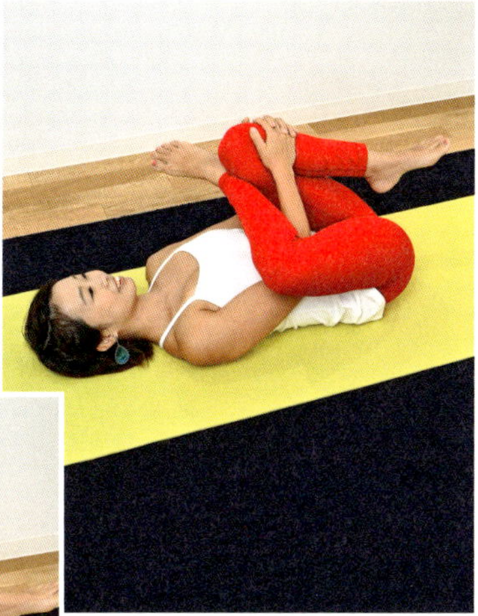

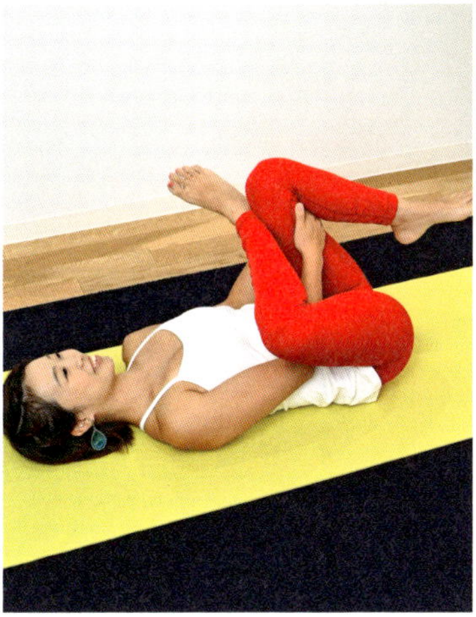

頭や肩が床から離れてしまう人は、左の太もも裏を持つ。

❹

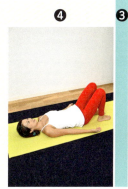

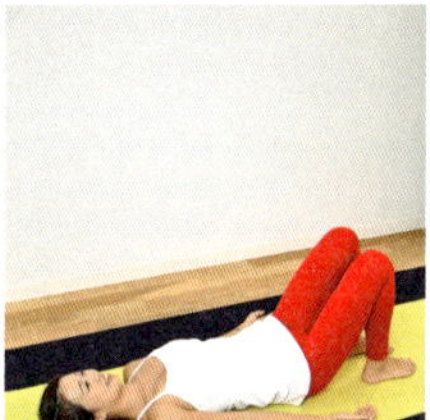

息を吐いて手をほどき、両ひざを腰幅につく。反対の足も同様に行う。

# 06 壁に足を上げるポーズ

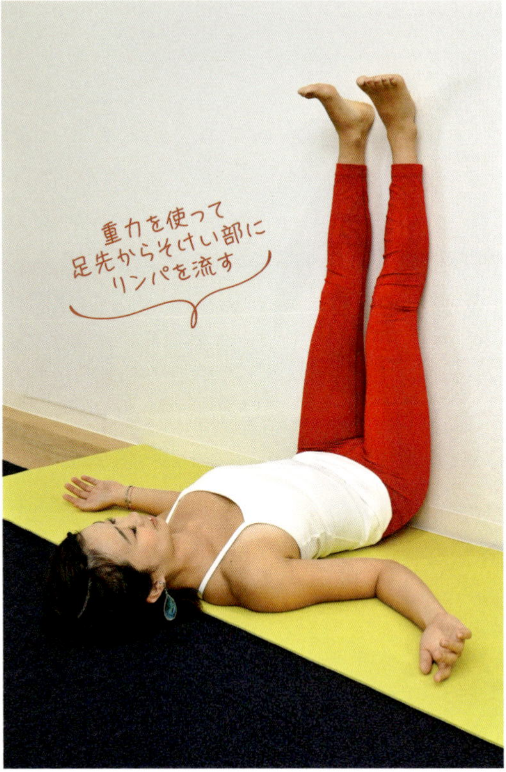
重力を使って
足先からそけい部に
リンパを流す

壁に両足をあげる。自然に呼吸しながら、この姿勢を3秒キープする。

❶

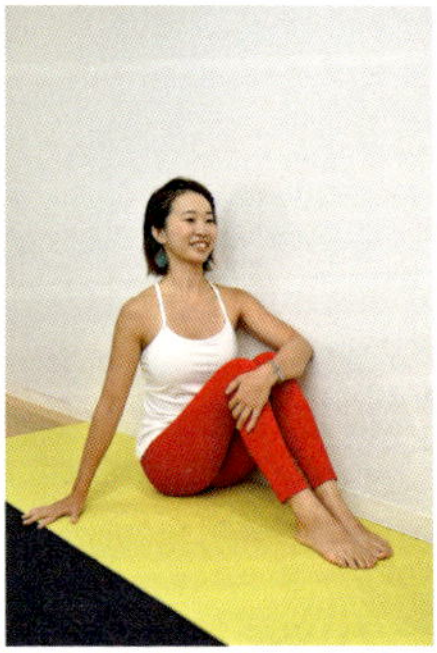

壁の横に座る。

❷

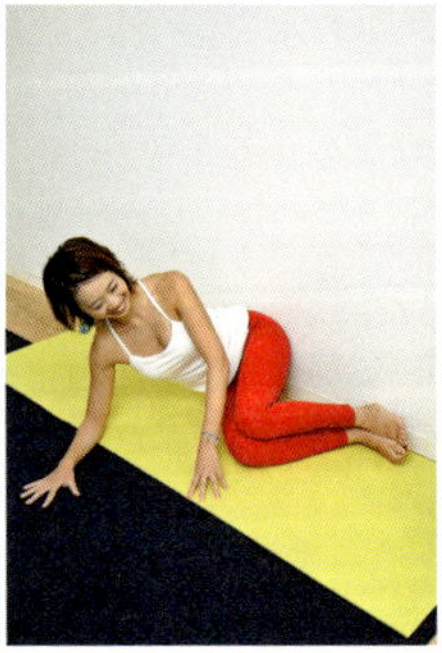

横になって、お尻を壁にできるだけ近づける。

❸

❹

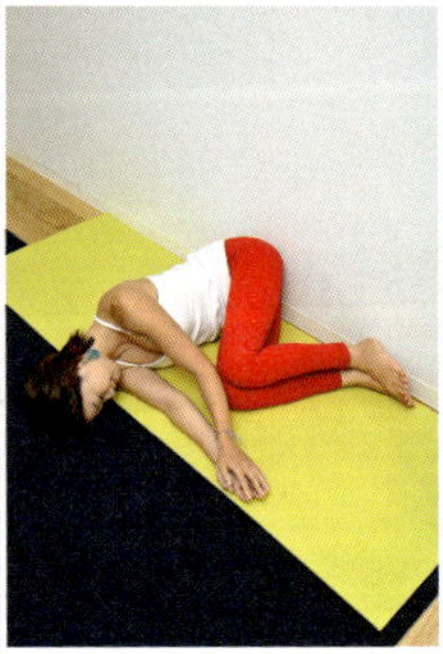

ひざを曲げて体を右側に倒し、両手を使って、起き上がる。

《シャバーサナ》

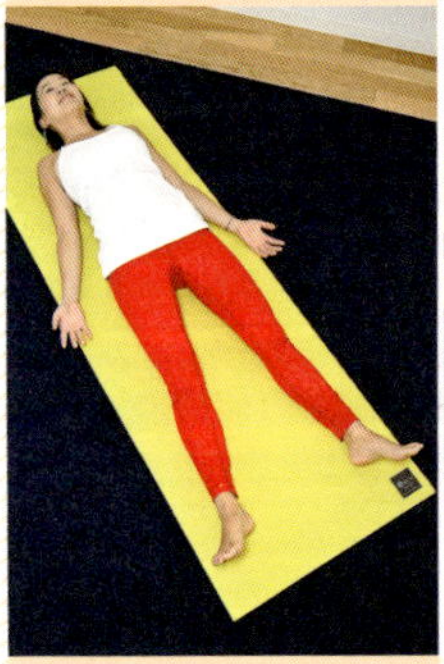

# 全身のリンパの流れを整えるリンパヨガ

こんな人に

疲れやすい、だるい、なんとなく調子が悪い、いろいろな悩みが重なっているなど。。。

からだを全体的に効率よく動かし、全身のリンパの流れに働きかけるリンパヨガです。全身が疲れやすい、だるい、なんとなく調子が悪いという方や、いろいろな悩みが重なっている方は、上部・中部・下部をいくつか組み合わせて行うか、このプログラムで体調を整えていきましょう。まずは、108ページで紹介している呼吸法の中から1つ選び、呼吸と自律神経を整え、リンパを流れやすくしてから行うと効果的です。

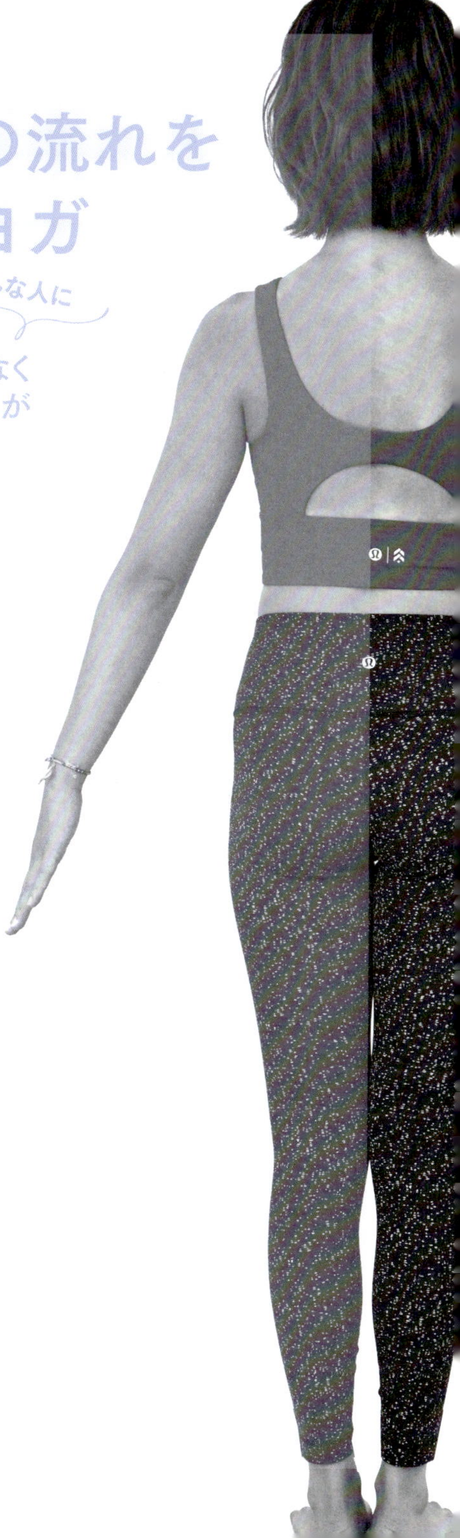

まず、ここから ≫ 呼吸

108ページで紹介している4つの呼吸法の中から、好きなものを選んで行う。

## 01 手を上げるポーズ

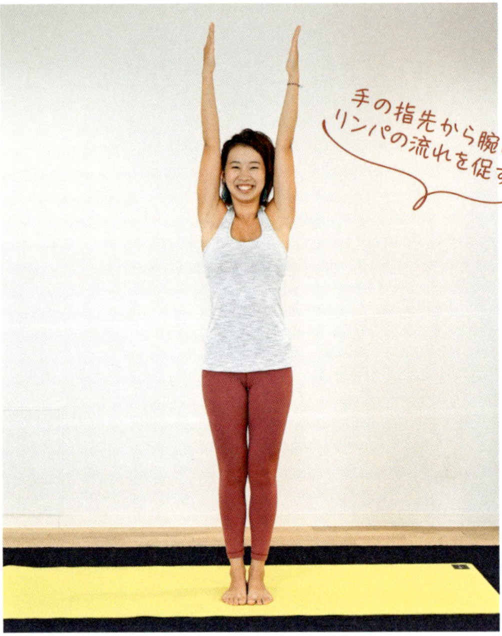


息を吸いながら、気持ち良く上にのびる。このとき、肩が上がらないように、肩から耳を離すように意識する。自然に呼吸しながら、この姿勢を3秒キープする。

❶

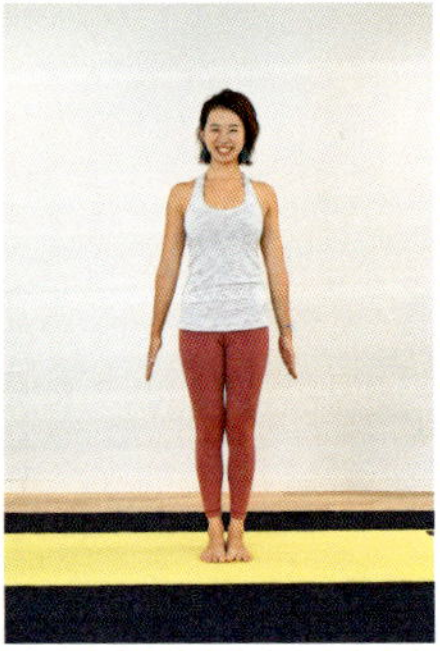

正面を向いて、背筋をのばし、まっすぐに立つ。

❷

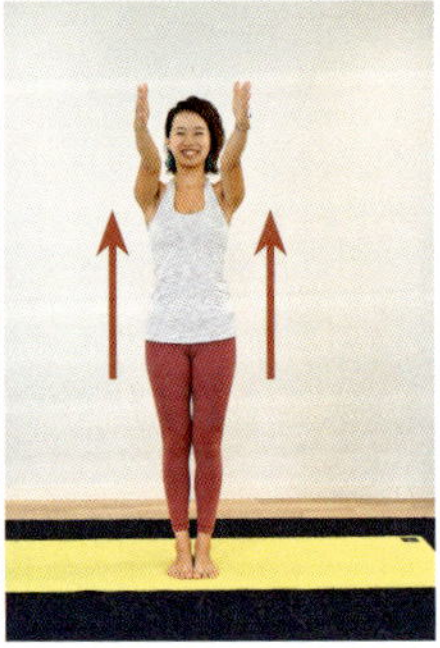

息を吸いながら、両手を前から上げていく。

❸

❹

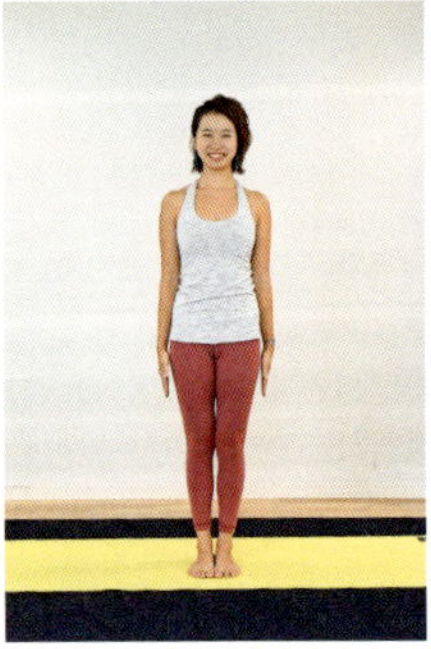

息を吐いて、両手を前からおろし、元の姿勢にもどる。

# 02 女神のポーズ

❶

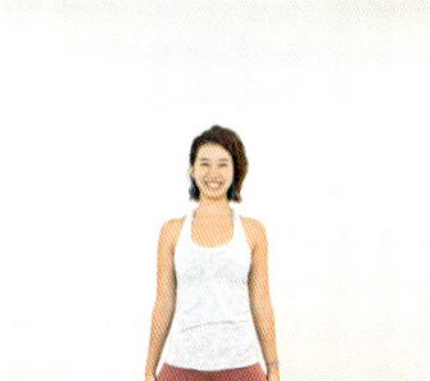

足を開いて、つま先を外に向ける。

❷

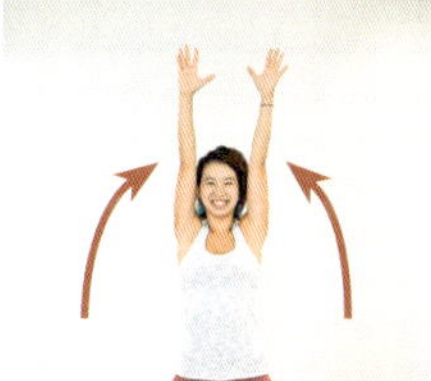

息を吸いながら、手を横から上に上げる。

❸

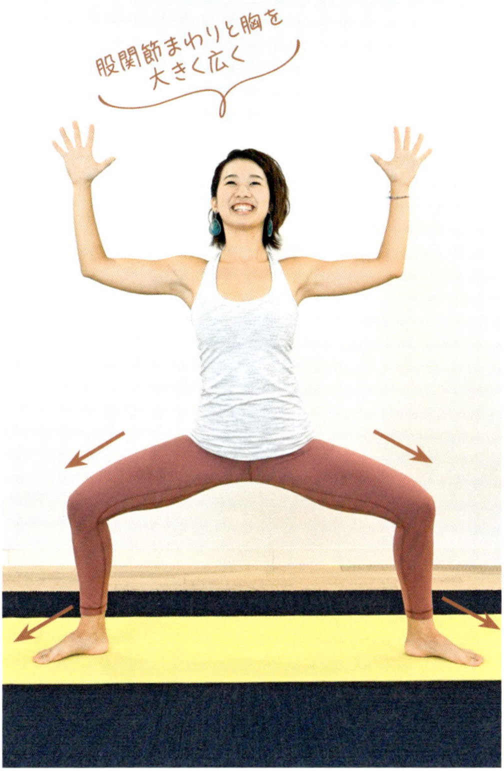


息を吐きながら、ひじとひざを同時に曲げる。足先とひざの向きが同じ方向に向くように注意する。胸を少し上に上げ、視線もやや上に。自然に呼吸しながら、この姿勢を3秒キープする。

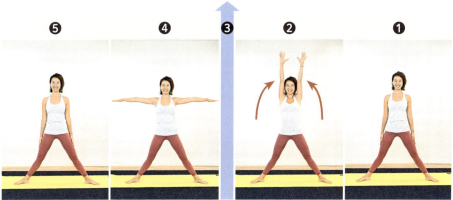

❹

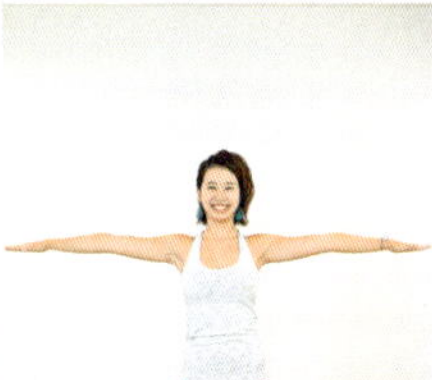

息を吸って、ひじとひざをのばす。

❺

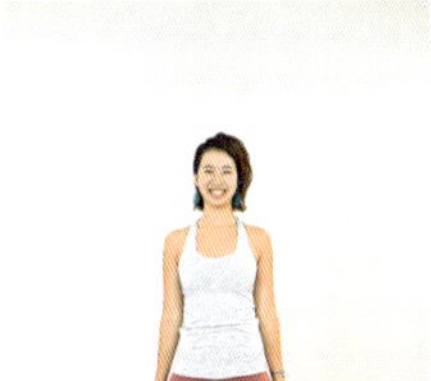

息を吐いて、手をおろす。

## 03

# 開脚前屈のポーズ

❶

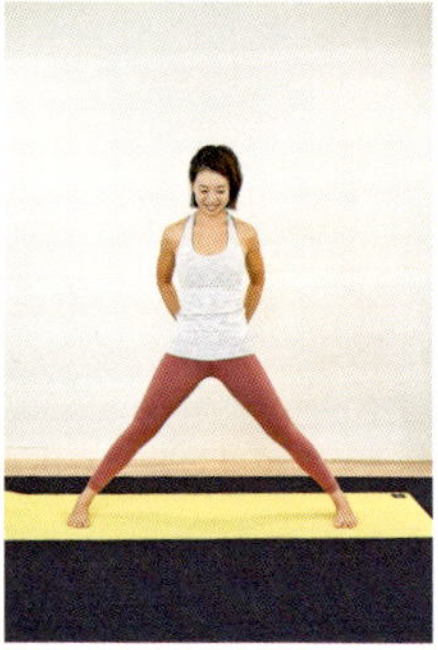

つま先を正面に向け、両手を体の後ろで組む。

❷

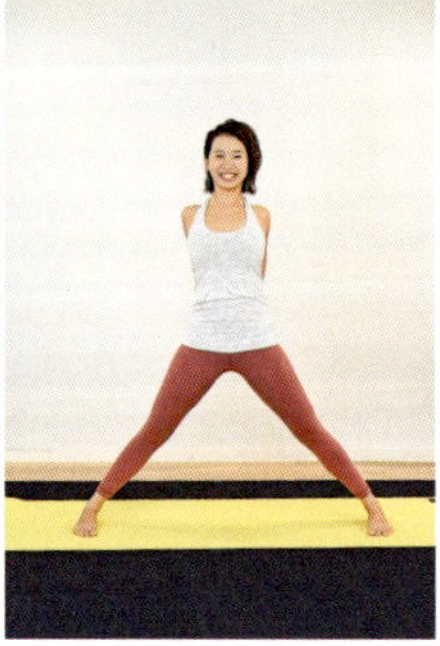

息を吸ってひじをよせ、胸をはる。

❸

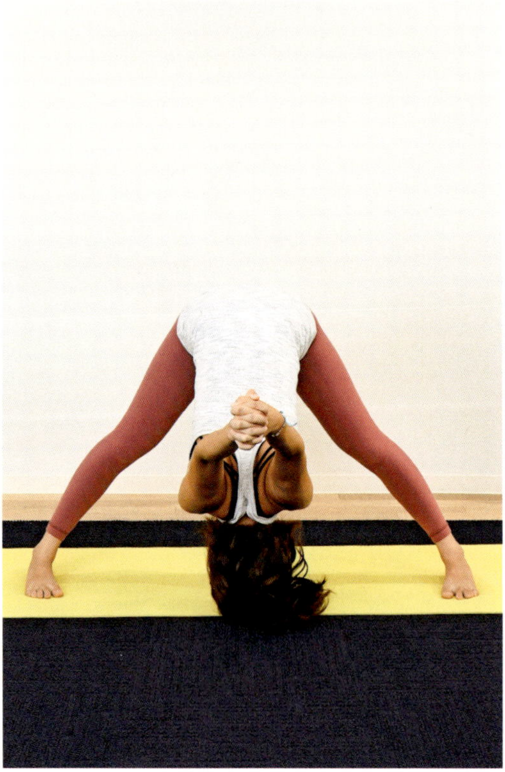

息を吐きながら、股関節から体を前に倒す。このとき、肩から耳を離すように意識する。自然に呼吸しながら、この姿勢を３秒キープする。

❹

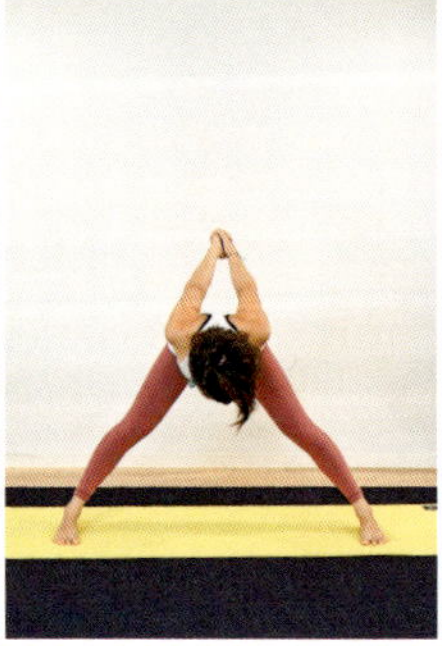

息を吸って起き上がる。

❺

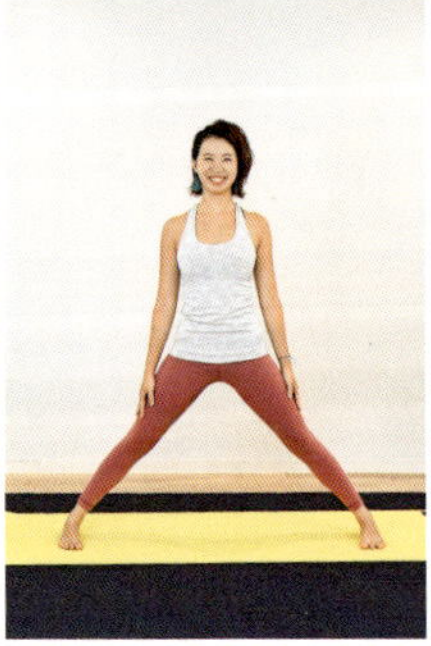

息を吐いて腕をほどく。

# 04 三角のポーズ

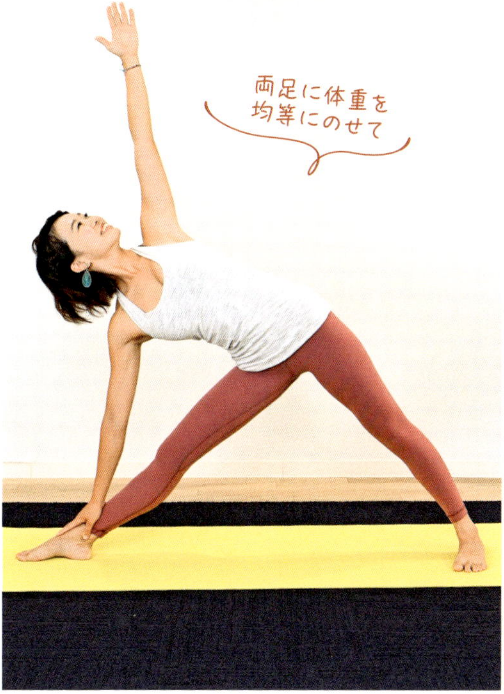


息を吐きながら、体を右に倒す。右手はひざ以外におき、左手は真上にのばす。視線は左手の先に。自然に呼吸しながら、この姿勢を3秒キープする。

❶

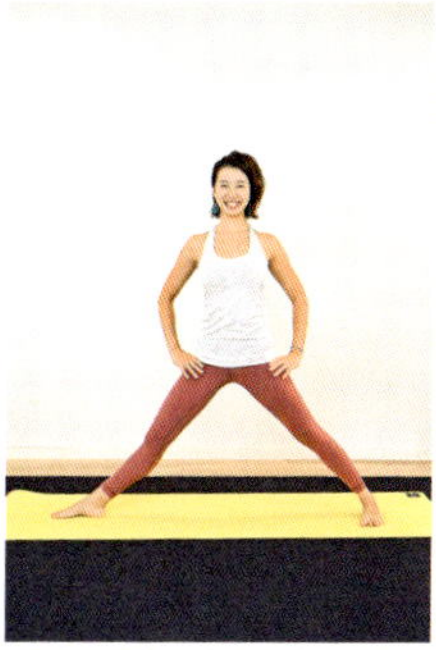

右足のつま先を90度外に開き真横に向ける。

❷

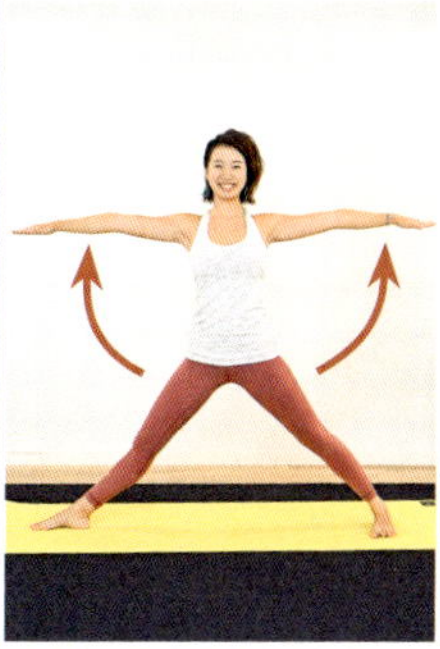

息を吸って、両手を肩の高さに上げる。

❸

❹

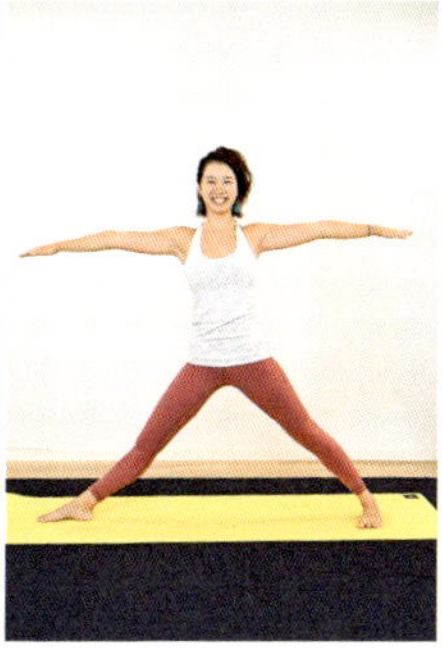

息を吸って起き上がる。

❺

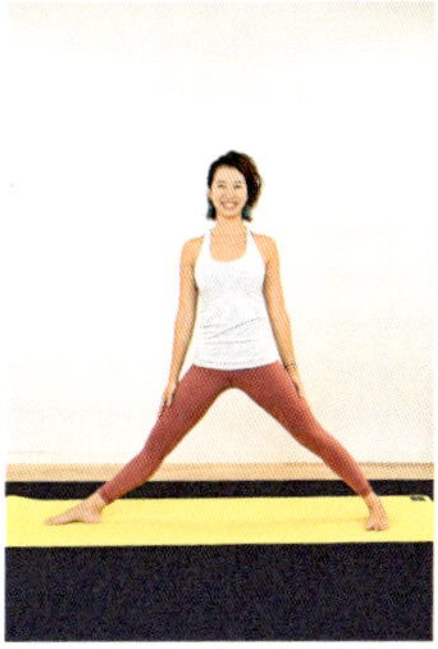

息を吐いて手をおろす。反対も同様に行う。

## 05 ねじった三角のポーズ

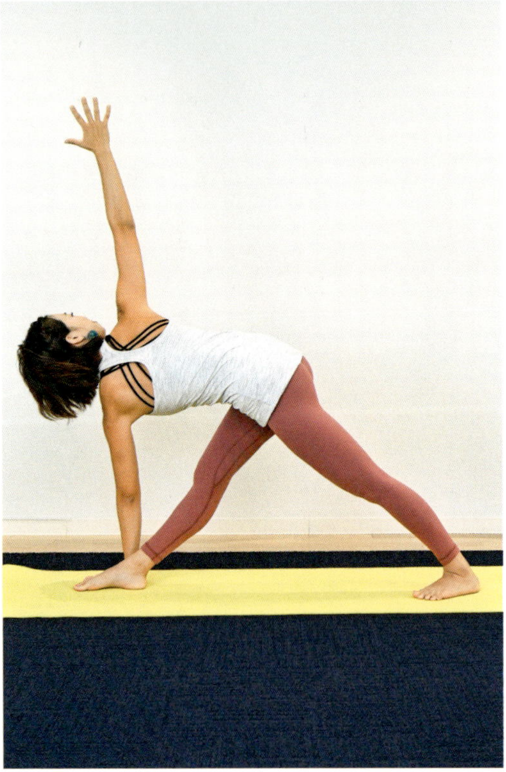

左手を右足の外側につき、右手をまっすぐ上にのばす。視線は右手の先に。左手が床につかない人は、手を右足の内側においたり、すねにおくなどして、右に体をひねる。両足のひざがのびた状態を保つこと。自然に呼吸しながら、この姿勢を3秒キープする。

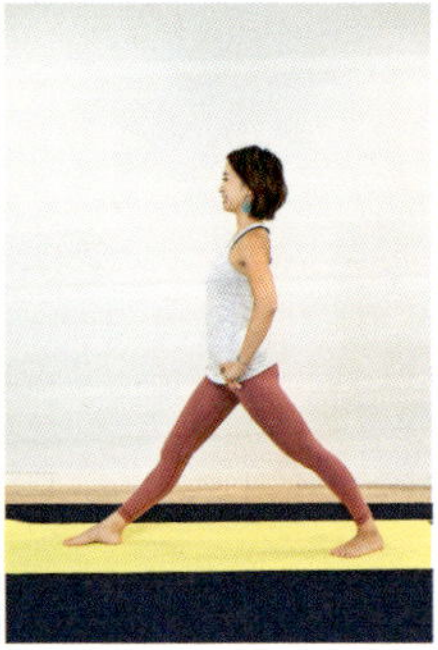

❶ 足を前後に開き、右足のつま先は正面に、左のつま先は少し外側に開く。骨盤は正面に向ける。手は腰におく。

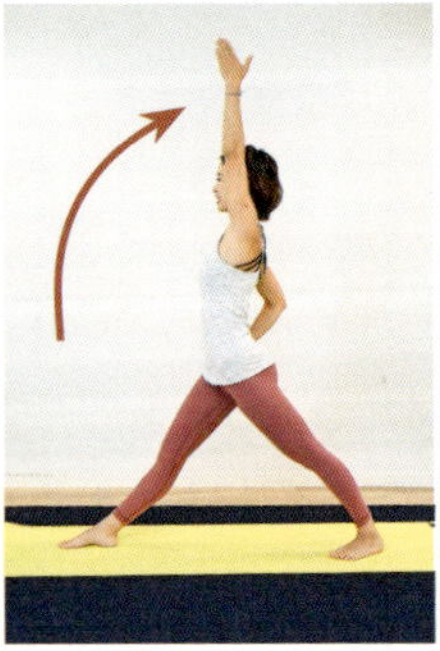

❷ 息を吸って、左手を前から上げる。

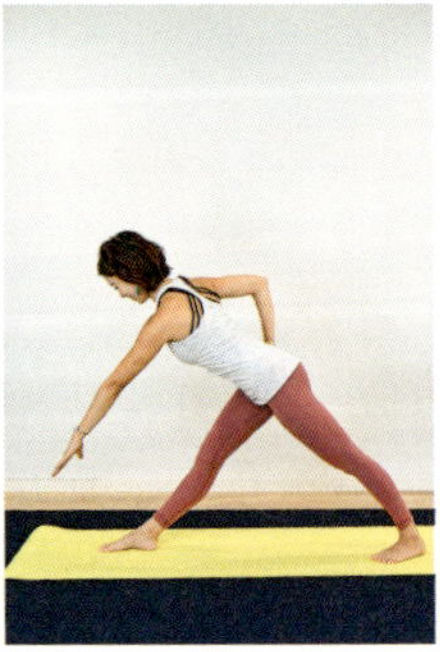

❸ 息を吐きながら、背筋をのばしたまま、体を前に倒す。

❹

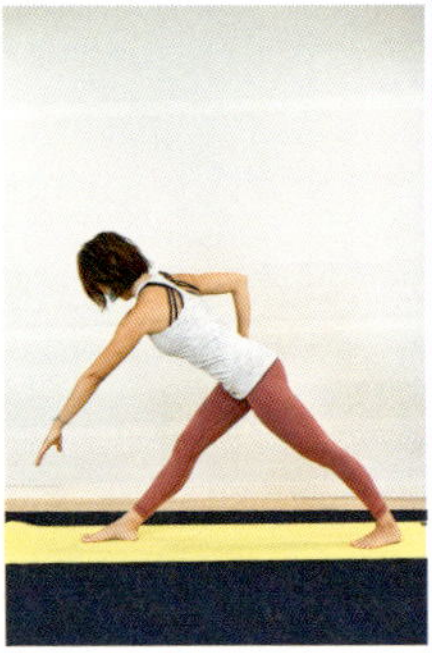

❺ 右手を腰におき上体を起こす。反対も同様に行う。

# 06 肩立ちのポーズ

＊首が痛い人、生理中の人は行わないでください。

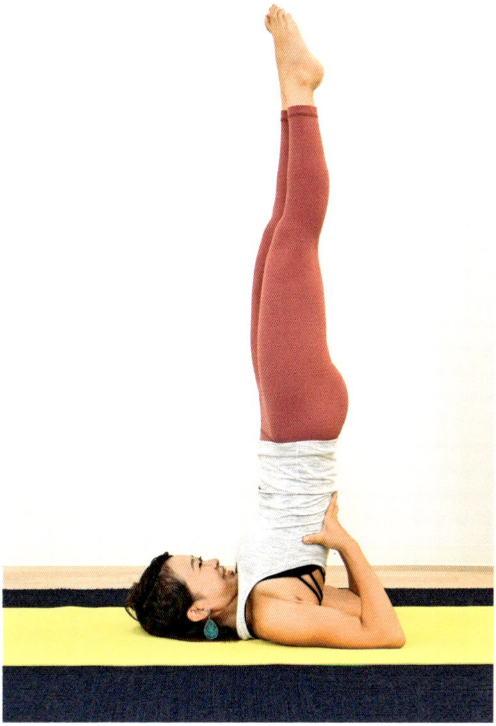

④ 足を上にあげる。視線はおへそ。首や頭に体重がのらないよう、ひじと肩に重心がくるようにする。自然に呼吸しながら、この姿勢を3秒キープする。

❶

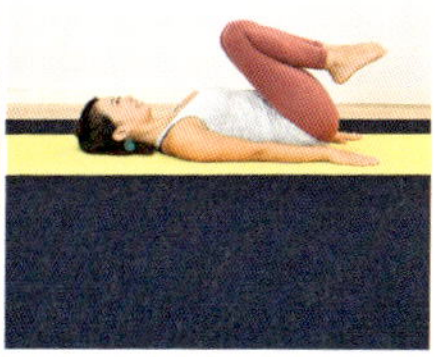

仰向けになり、両ひざを立て、ひざを胸に引き寄せる。

❷

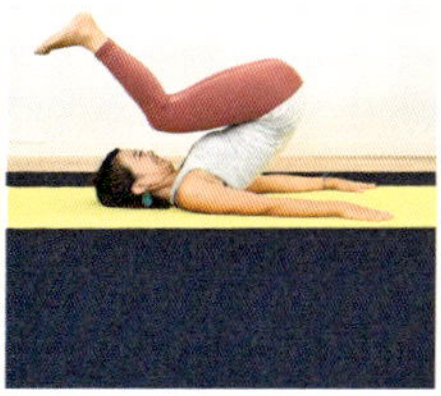

手で床を押し、お尻を持ち上げる。

❸

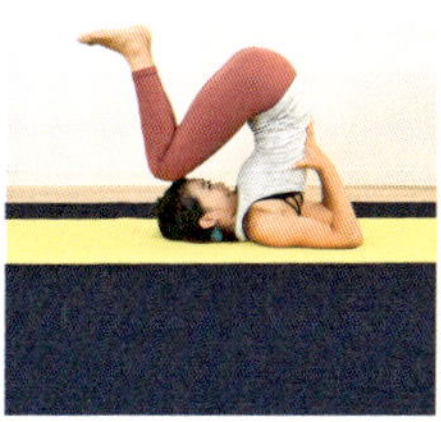

ひざを曲げて、おでこに近づけ、肩を内側に入れて、腰を手で支える。

❺

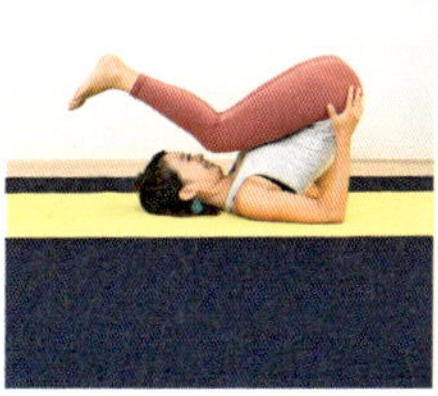

ひざを曲げて、おでこに近づけ、背骨の上の方から背骨1本ずつ、ゆっくりおりてくる。

07

# ひざを抱えるポーズ

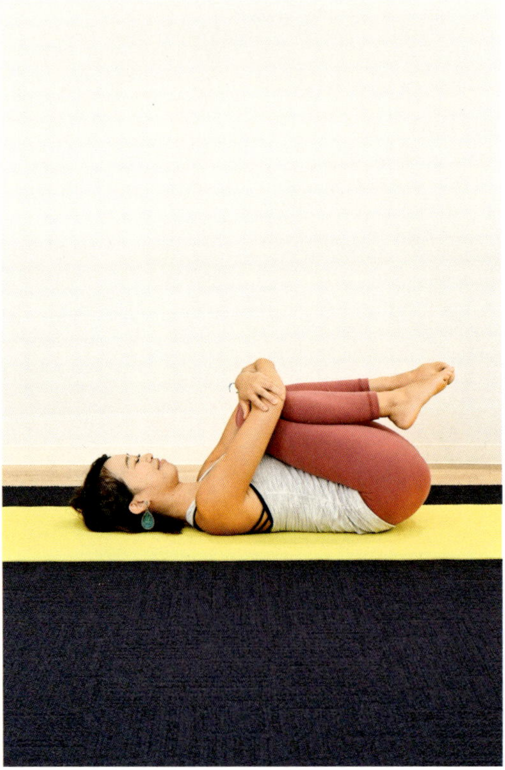

両手でひじとひじを持って両ひざを抱え、目を閉じる。自然に呼吸しながら、この姿勢を3秒キープする。

**❶**

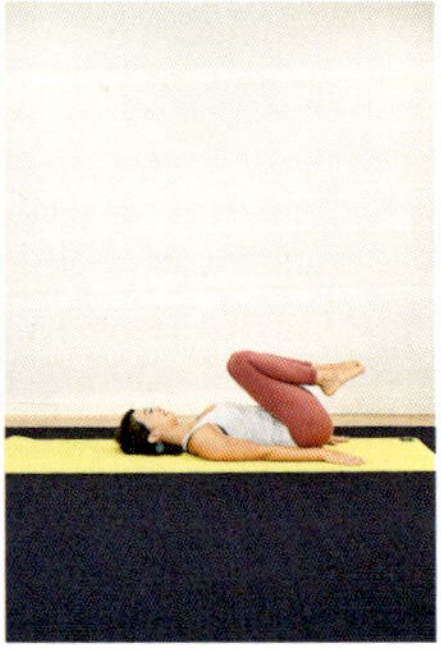

「肩立ちのポーズ」から、お尻が床についたら、両ひざを胸に近づける。

**❷**

**❸**

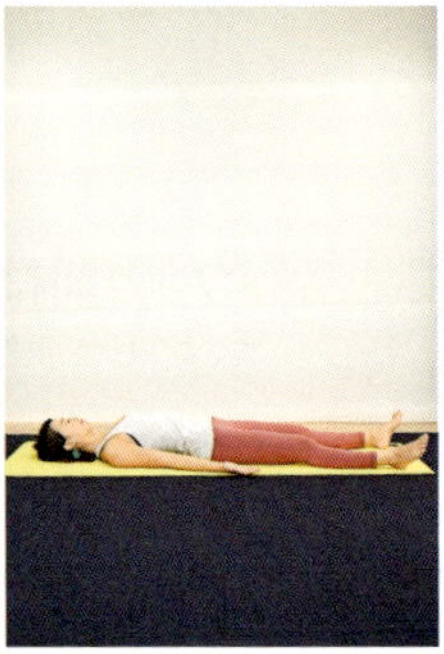

息を吐きながら、ゆっくりと手足をほどいて、仰向けになる。

**《シャバーサナ》**

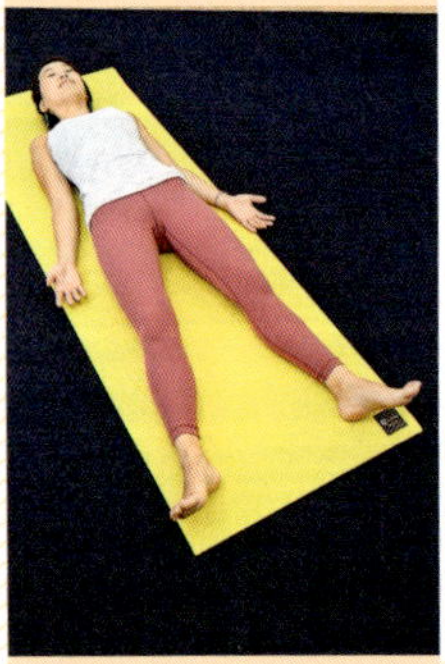

Lymph Yoga

# リンパが整う
# マッサージと呼吸法

セルフマッサージで浅いリンパを流し、呼吸法で自律神経のバランスを整えれば、リンパヨガの効果はさらにアップ！特に顔まわりのマッサージは、気持ちが良い上に、肌の調子も良くなるのでおすすめです。
呼吸法は、単独でもリンパの流れを促進し、リラックス効果があります。余分な力が抜けるので、ヨガの前に行うのも効果的。普段から練習しておくと、心とからだの状態をコントロールしたいときに、いつでも活用できます。

# 肌の調子が良くなるリンパマッサージ

お風呂上がりなど、お化粧を落とした、夜のリラックスタイムに。すべりを良くし、リラックス効果を上げるために、自然素材で作られた好みの香りのマッサージクリームやオイルを使うと、より効果的です。

## ① 鎖骨

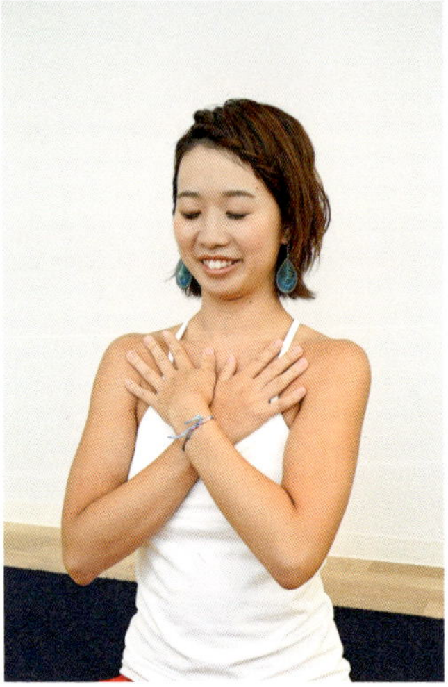

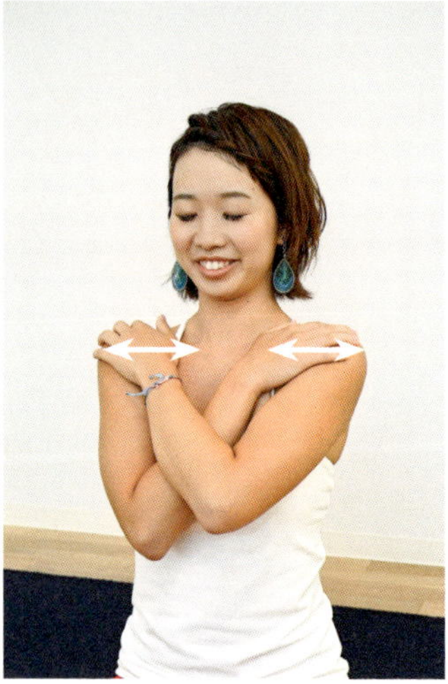

両手で鎖骨をさする。

## ② 耳のまわり

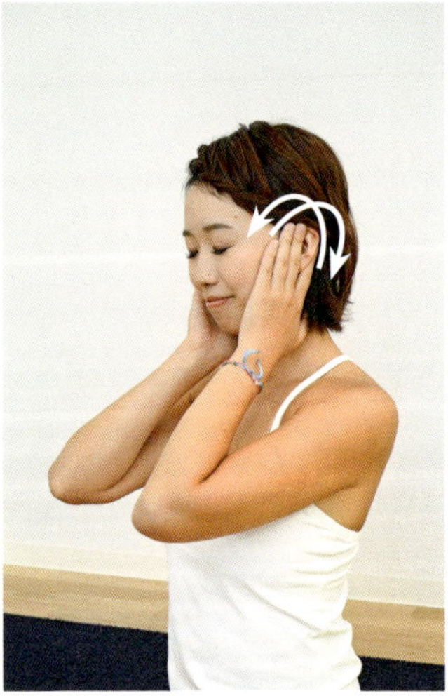

耳を人さし指と中指ではさみ、円を描くように前に回す。後ろにも同様に回す。

## ③ あごのライン

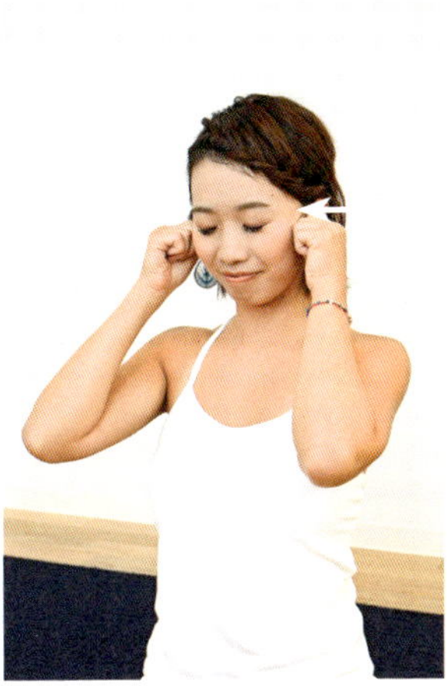
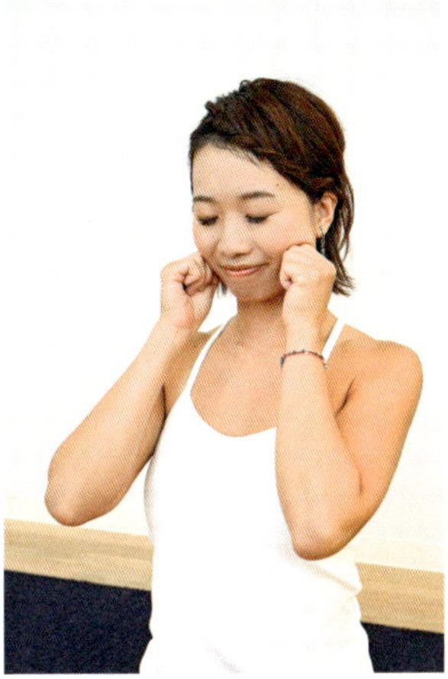
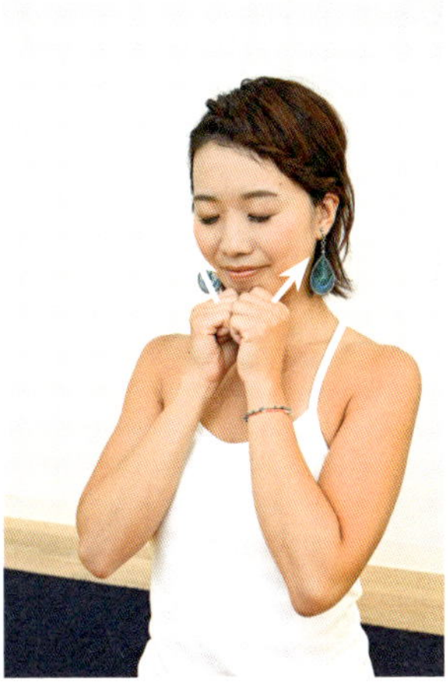

手を握り、人さし指の第2関節と親指の間を使い、あごから耳の下まで、あごのラインを下からさすり上げていく。上まできたら、こめかみを軽く押す。

## ④ くるくるほっぺ

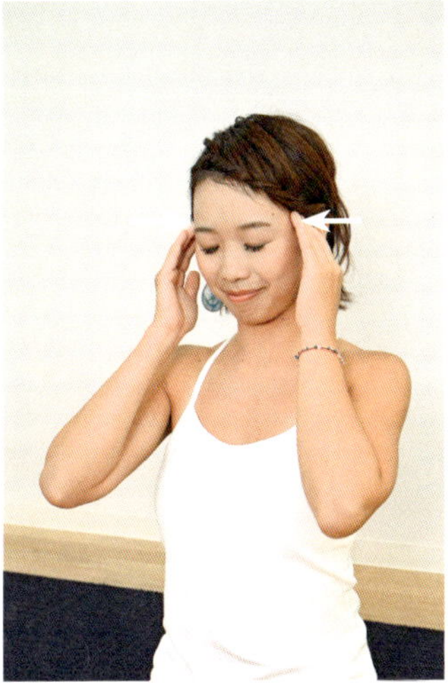
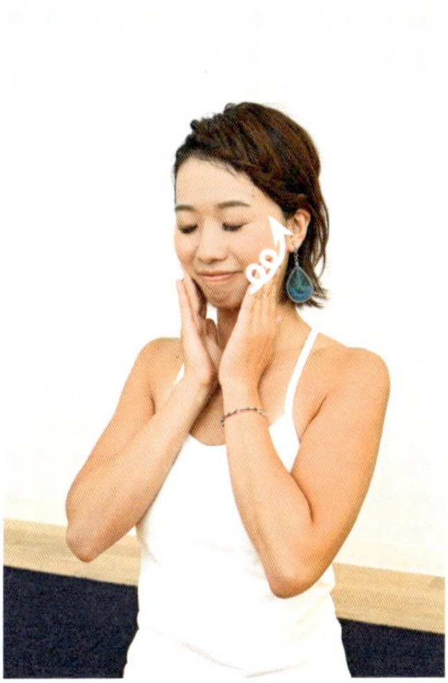

人さし指、中指、薬指の腹で、頬下からこめかみに向かって、円を描くようにさすり上げていく。上まできたら、こめかみを軽く押す。

## ⑤ 首から鎖骨

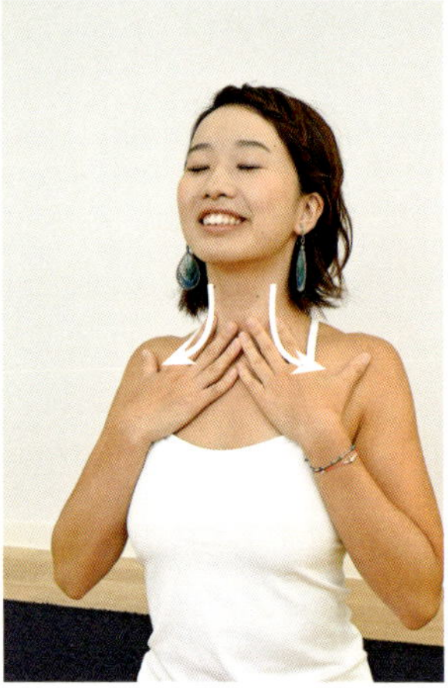
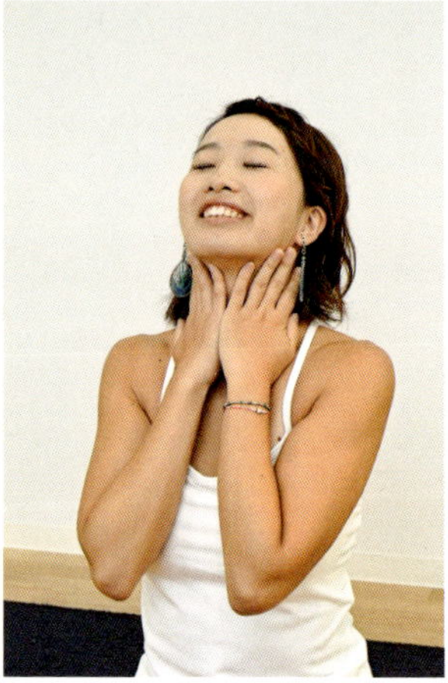
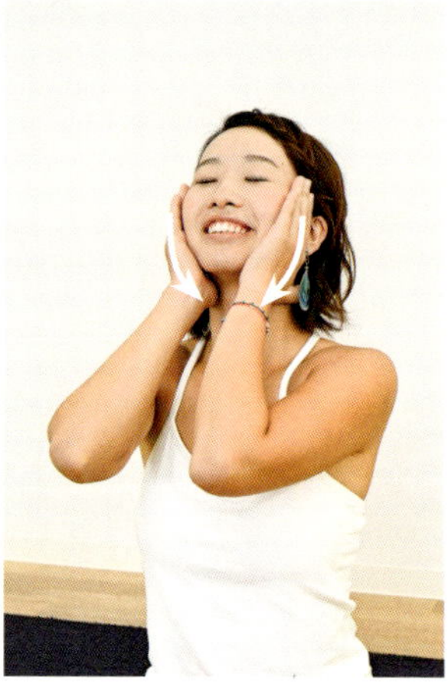

手のひら全体で、顔から首、鎖骨に向かって、優しくさすっていく。

## ⑥ 目のまわり

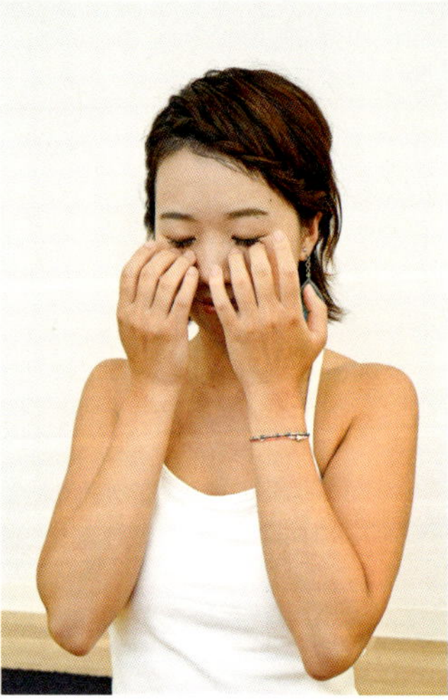

目の下に指の腹を優しく当て、タッピングする。

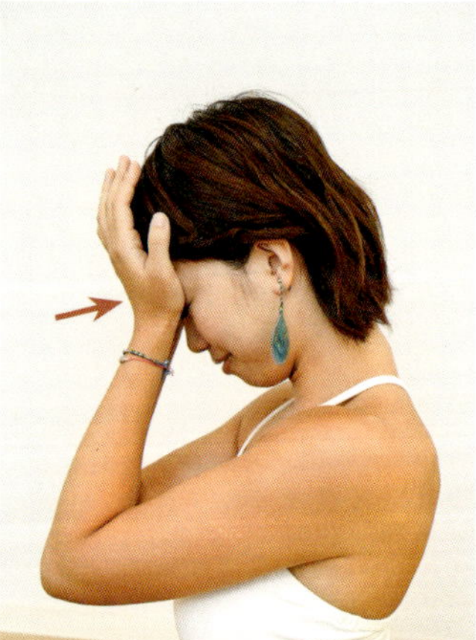

まぶたに手のひらの下の部分を優しく当てる。

## ⑦ おでこ

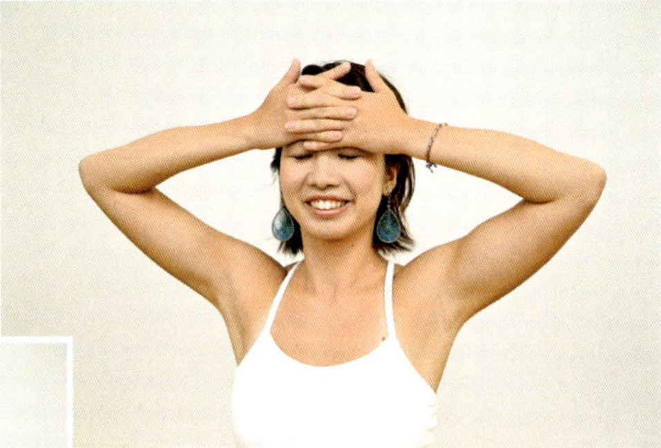

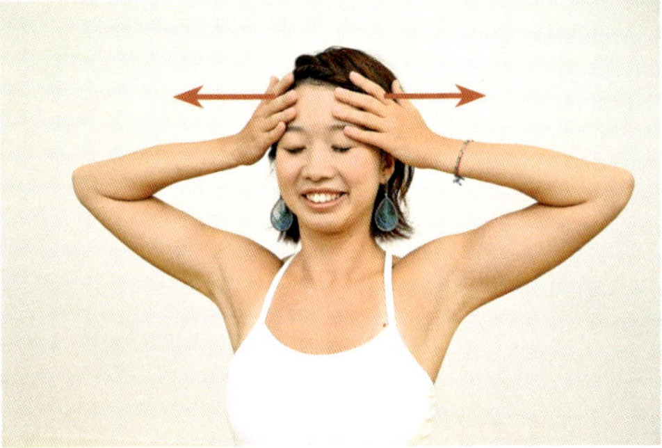

おでこで両手の指を組み、
おでこをさすりながら左右
に開く。

## ⑧ 頭

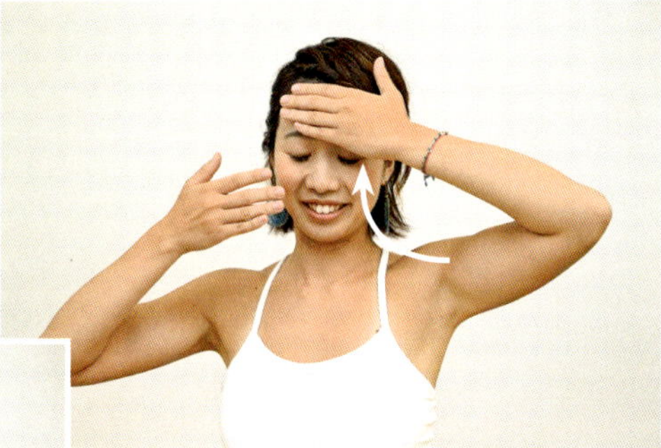

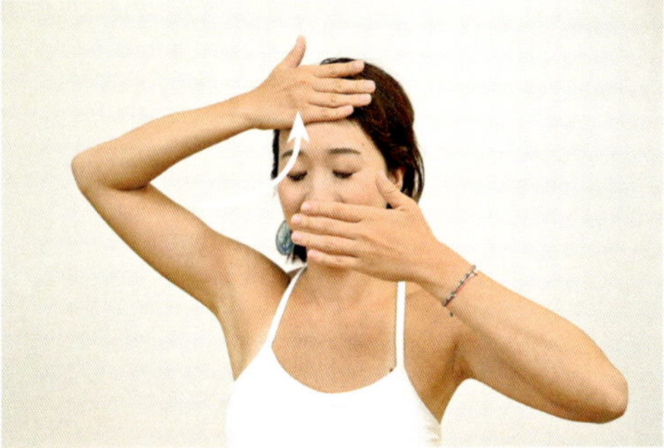

左右の手で、交互におでこ
をさすり上げる。

# リンパが流れる呼吸法

リンパの流れを促進し、自律神経のバランスを整える、４つの呼吸法をご紹介。主に使う筋肉の場所によって、効果が異なります。ヨガポーズの前はもちろん、呼吸法を行うだけでも、心とからだの調子が整います。体調にあわせて、まずは３～５分くらいずつ行ってみましょう。

## 腹式呼吸

横隔膜の上下運動によって行われる呼吸法。副交感神経を上げ、リラックス効果があるので、ストレスがたまっているときにおすすめ。お腹まわりの内臓のマッサージになるので、冷え性、便秘、生理不順などの改善が期待できます。

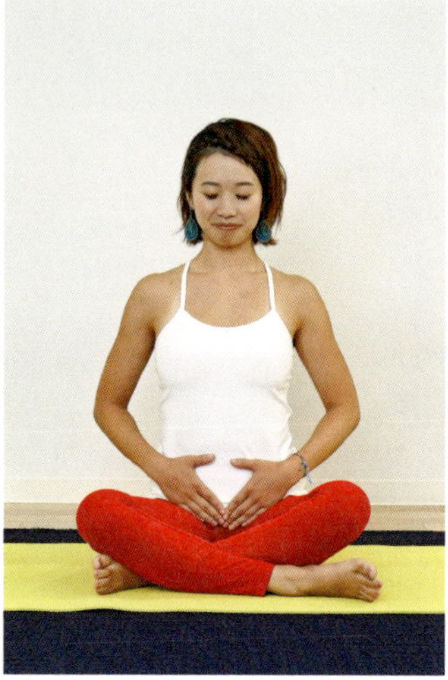

目を閉じて下腹に手を当てて、お腹が前後に膨らんだりへこんだりするのを感じながら、ゆっくりと呼吸する。

## 胸式呼吸

肋骨の間の筋肉が動くことによって行われる呼吸法。交感神経が上がり、明るくポジティブな気分になります。胸まわりや背中上部の動きが柔軟になるので、姿勢が良くなり、肩こりの改善にも効果が期待できます。

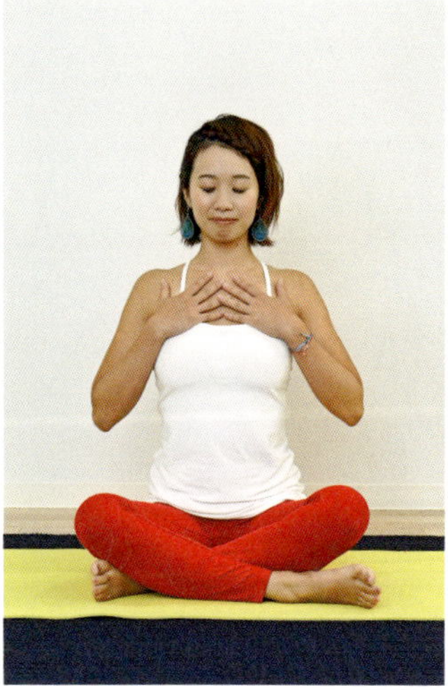

目を閉じて胸に手を当てて、胸の膨らみを感じながら、ゆっくりと呼吸する。
お腹をへこませた状態で呼吸すると、胸に息が入りやすくなる。

# 片鼻の呼吸

片鼻ずつ交互に呼吸していきます。左は副交感神経と右脳、右は交感神経と左脳につながっているといわれ、片鼻ずつ行うことで、自律神経や脳のバランスが整います。心拍数を落ち着かせ、顔の血行を良くする効果もあります。

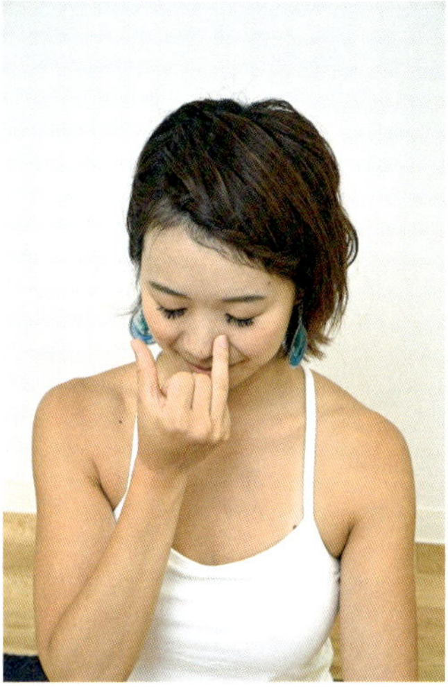

① 目を閉じて行う。右手の薬指で左の鼻を閉じて、右の鼻からゆっくりと息を吸う。

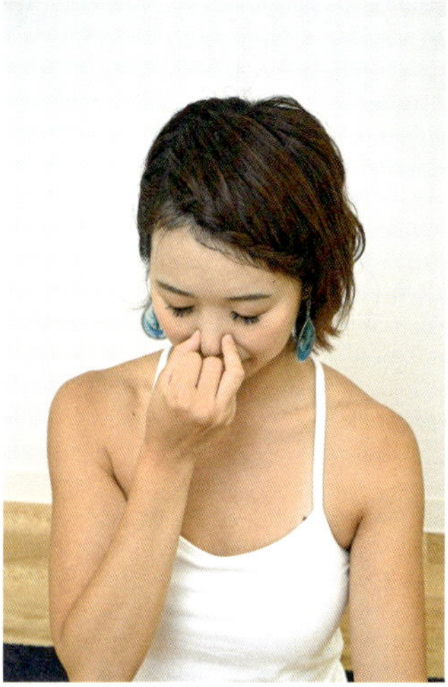

② 息を吸い切ったら親指で右の鼻を閉じ、2秒ほど息をとめる。

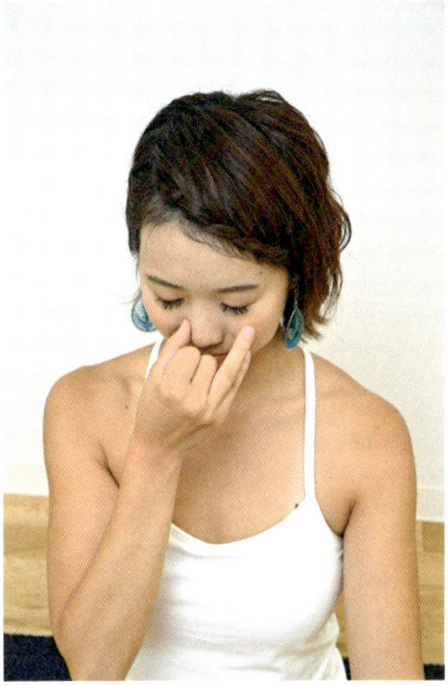

③ 左の鼻から薬指を離し、ゆっくりと息を吐く。吐き切ったら、左の鼻から息を吸って薬指で左の鼻を閉じて2秒ほど息をとめ、親指を離して右の鼻から息を吐く。①②③を繰り返す。

# カパラバディ

鼻から勢いよく、短く、吐き続ける呼吸法。浄化作用があり、頭の中をすっきりさせます。顔の筋肉や神経をリラックスさせる、鼻の通りを良くする、腹筋を強化する、内臓の調子を整える、消化を助けるなどの効果もあります。

**＊食後は避け、少しでも気持ち悪さを感じたら中止してください。**

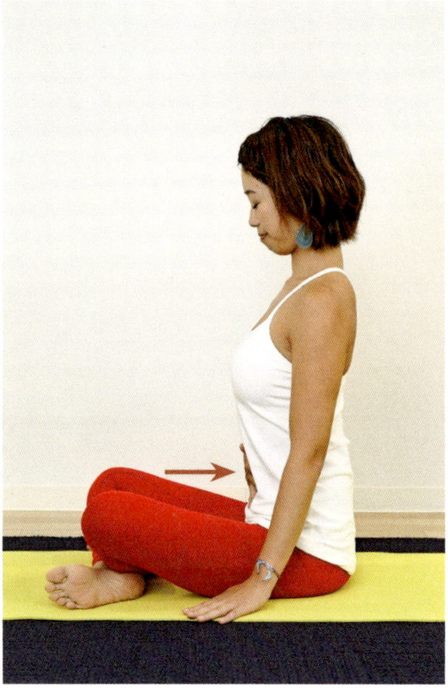

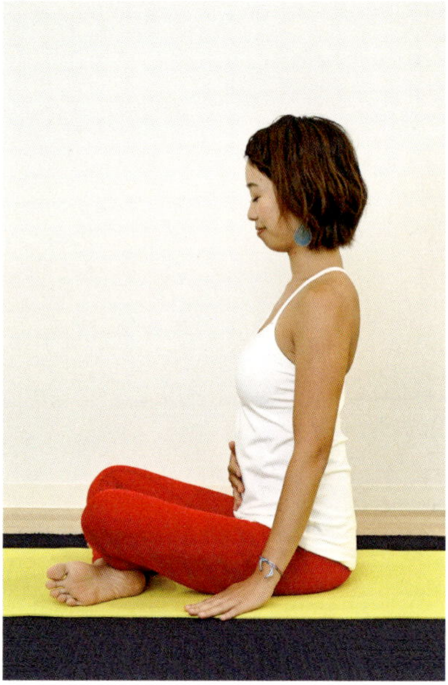

目を閉じて下腹に手を当てて行う。フッ、フッ、フッとテンポよく、
鼻から息を勢いよく吐く。吐くときにお腹もへこませる。
息は無意識に吸えるので、吐くことだけを意識して行う。
20回を2～3セット行うのが理想的。

## 改めて伝えたい「笑顔の力」

本書では、リンパの流れを良くすることで心とからだが元気になるヨガのやり方を解説してきましたが、最後に改めて、とても大切なポイントをお伝えします。

それは、ヨガは、ぜひ笑顔でやっていただきたい、ということ。

笑うことで表情筋を使えば、顔まわりがしまってきますし、顔のまわりのリンパの流れも、もちろん良くなります。さらに、笑うと、通称〝幸せホルモン〟と呼ばれるセロトニンが脳内で分泌されるため、自然と心も明るくなり、良い循環が生まれます。

実際には、ヨガを一生懸命やると、つい呼吸が止まり、顔も固まってしまいがち。ですので私はよくレッスン中に、「笑っていますか？」「心やからだは喜んでいますか？」と、生徒さんに何度も語りかけています。

そもそもヨガは、気持ち良く楽しくからだを動かし、不調をできるだけ減らして、幸せになるためにやるものです。笑顔でやるからこそ、楽しく続けられ、効果も表れるのです。本書を読んだ皆さんにも笑顔になっていただき、リンパを流すだけでなく、ぜひ、毎日を楽しく、健やかに、そして幸せに過ごしていただきたいと思っています。

## Ｌｉｓａ（堀内里紗）

リムヨガスタジオ代表。ヨガインストラクター。タイ古式セラピスト。
2014年より大手ヨガスタジオにて、ヨガインストラクターとしてのキャリアをスタートさせる。ヨガをベースに、ボディワークやヒーリングなど心身に関わる勉強や練習を重ね、2016年に独立。東京・練馬区内で、自身のヨガスタジオをオープンする。2018年12月には、笑顔が広がる場所をテーマとしたヨガスタジオ「Lyimyoga_リムヨガ」として再始動。これまで指導した生徒は２万人以上にのぼる。現在はスタジオでのレッスンだけでなく、イベント出演や出張ヨガなど、多方面で活躍。ベビー・キッズからシニアまで、さまざまな世代に向けて、ヨガの楽しさと素晴らしさを発信している。

staff
本文デザイン…青木佐和子 ／ 撮影…小野岳也 ／ ヘアメイク…齊藤知世 ／ 編集協力…上原章江
衣装協力…lululemon


体《からだ》の不調《ふちょう》が消《き》える！
1日《にち》10分《ぷん》のリンパヨガ

2019年 12月1日 第1刷

著者 Ｌ《り》ｉｓ《さ》ａ

発行者 小澤源太郎

責任編集 株式会社 プライム涌光

電話 編集部 03(3203)2850

発行所 株式会社 青春出版社

東京都新宿区若松町12番1号〒162-0056
振替番号 00190-7-98602
電話 営業部 03(3207)1916

印刷 大日本印刷 製本 フォーネット社

万一、落丁、乱丁がありました節は、お取りかえします。
ISBN978-4-413-11308-3 C2075